オトナ女子の不調をなくす

カラダにいいこと大全

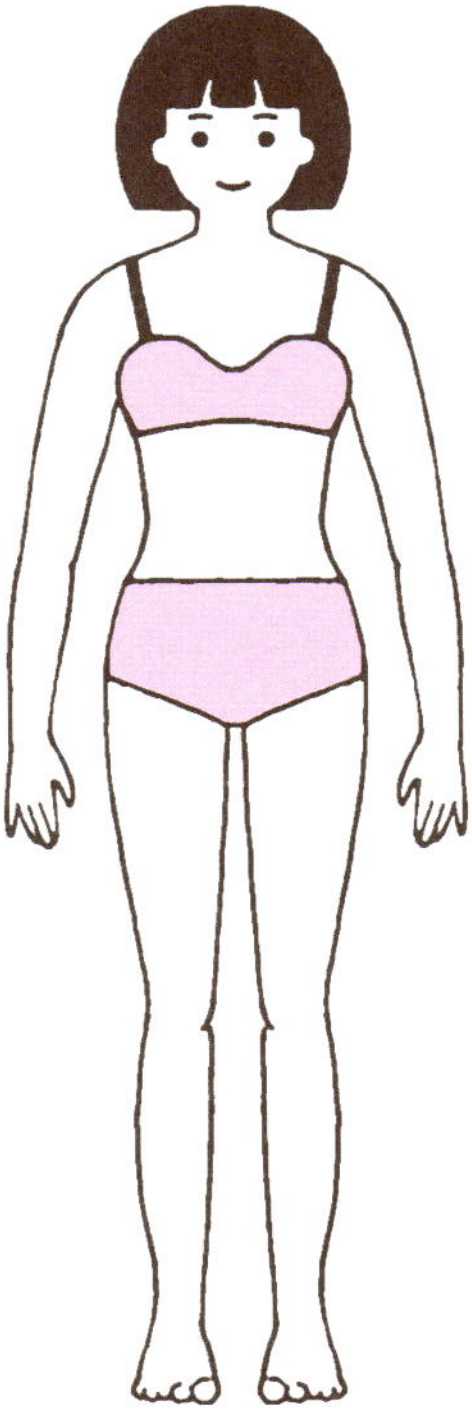

医学博士
小池統合医療クリニック院長
小池弘人 監修

sanctuary books

休むほどじゃないんだけど、調子が悪い。
それに、なんだかいつもだるい。
頭が痛いとき、生理痛のときは
いつも鎮痛剤を飲んで、抑えてきた。
肩こりに首こりに……。というか、全身がこっている感じ。
肌も荒れやすくなったし、すり傷も治りにくくなってきた。
毎日、疲れがとれないし、
ナーバスになることも増えた気がする。

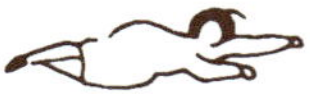

女子ってなんだか、毎日、生きにくい。
まあ、しょうがないか。

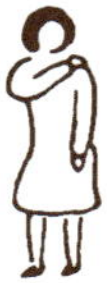

——でも、あきらめないで。
人間のカラダは、約60兆個の細胞からできていて
日々、細胞が入れ替わっている。

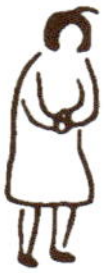

だから、手をかけてやればやるほど
元気になれる力、再生できる力をもっている。

やり方はかんたん。
カラダを温め、バランスのよい食事を心がける。
カラダを動かし、心を整える。
こんなふうにシンプルなコツを続けるだけで
カラダは自然に本来の力をとりもどしていく。

大事な人を愛するように、小さい子どもを慈しむように
自分のカラダと向き合ってみてほしい。
「今のカラダ」をつくるのも、「未来のカラダ」をつくるのも
あなただけにしかできないこと。
自分のカラダは自分で守りましょう。
あなたは、もっとあなたらしく生きられるはず。

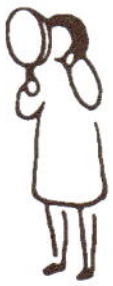
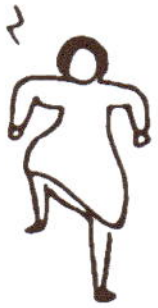

もくじ

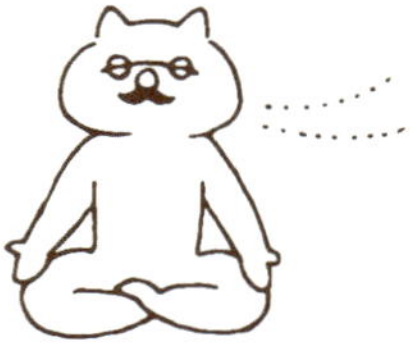

2章 温 カラダを温める 健康のコツ

3章 食 バランスよく食べる 健康のコツ

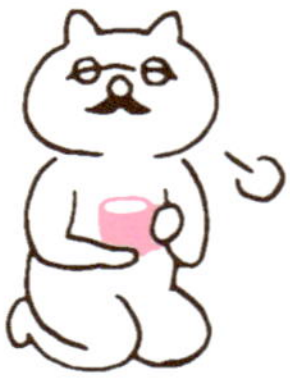

4章 動 カラダの滞りを流す 健康のコツ

5章

想 心の滞りを流す 健康のコツ

ふろく

お断り

・すべての方に効果があるとは限りません。効果には個人差があります。
・妊娠中、妊娠していると思われる方、高齢者、特定の疾患がある方、何らかの治療を受けている方は、医師に相談をしてください。
・カラダに合わない、調子が悪くなったなど、カラダに異常を感じた場合は、すぐに中断してください。

この本の使い方

本書は、ちょっとした不調を抱えながらも、毎日がんばっている女性のために、カラダを整えるコツを106個集めました。気になる健康法を毎日の生活にとり入れて、健やかで美しいカラダと心を育てていきましょう。

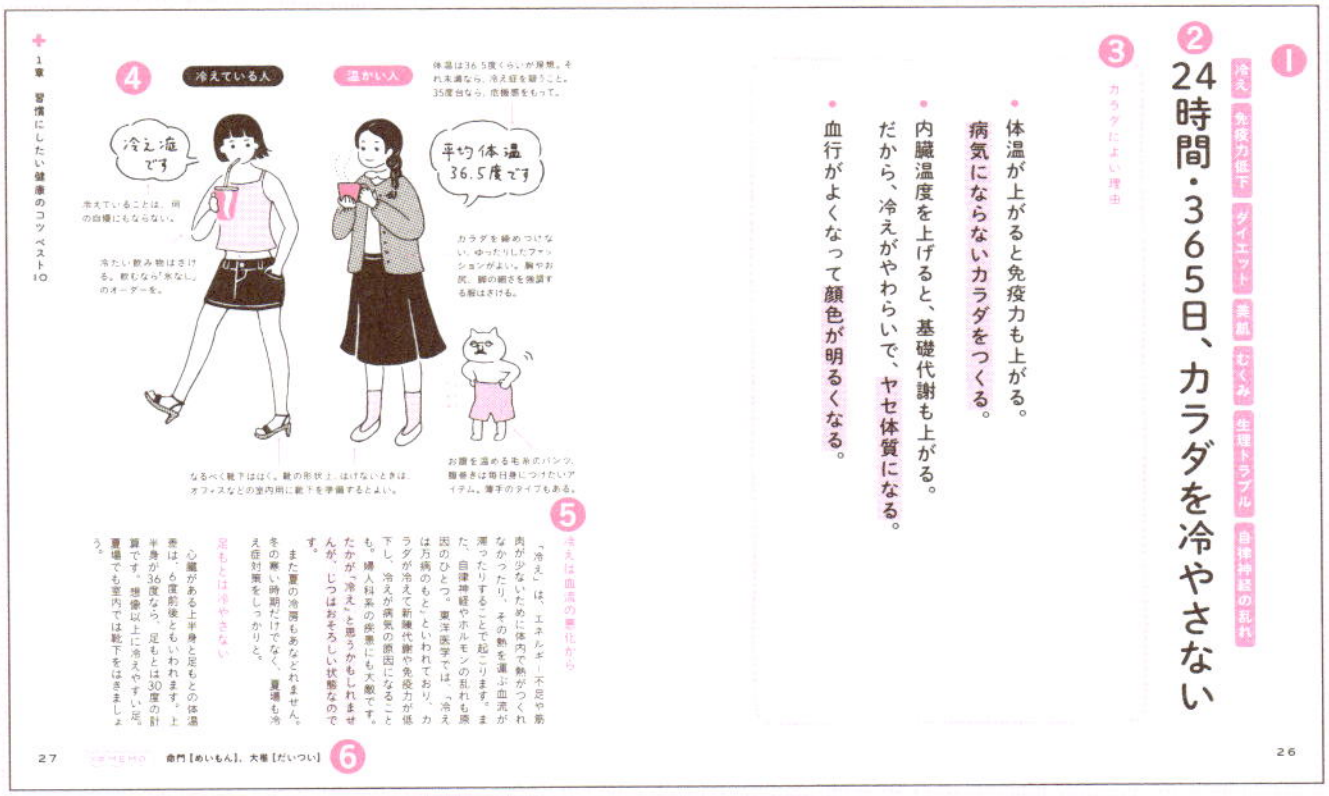

1
冷え
免疫力低下
ダイエット
美肌
むくみ
生理トラブル
自律神経の乱れ
2
24時間・365日、カラダを冷やさない
3
カラダによい理由
・体温が上がると免疫力も上がる。病気にならないカラダをつくる。
・内臓温度を上げると、基礎代謝も上がる。だから、冷えがやわらいで、ヤセ体質になる。
・血行がよくなって顔色が明るくなる。
26
4
冷えている人
温かい人
冷え症です
平均体温36.5度です
5
6
27

❶ カラダや心の不調インデックス

どんな不調に効果のある健康法なのかがわかります。巻末のさくいん（P.221）も参考にしてください。

❷ カラダが元気になる健康のコツ

シンプルですぐにとり入れられる健康法です。自分の不調やカラダに合うもの、「おもしろそう！」と感じたコツから始めてみましょう。

❸ カラダによい理由

見出しの健康法が、どのような効果をもたらすのかがわかります。

❹ イラストで解説

すぐに実践できるように、イラストでさらにくわしい解説や、プラスアルファの情報を紹介しています。

❺ 本文で解説

カラダによい理由やプラスアルファの情報などをよりくわしく紹介しています。

❻ ツボMEMO

該当ページの不調に当てはまるツボを紹介しています。巻末のツボMAP（P.210）も参考にしてください。

★本書は、おもに5つの章で構成しています。1章の「習慣にしたい健康のコツ ベスト10」は、毎日の生活にとり入れてほしい習慣10個を厳選して紹介しています。そのほかの章は「温・食・動・想」の4つのカテゴリーに分かれています。たとえば、冷えが気になる人は2章の「カラダを温める健康のコツ」、食と健康が気になる人は3章の「バランスよく食べる健康のコツ」など、気になるカテゴリーから読み進めてもよいでしょう。

★本書では、カラダによいコツを紹介していますが、必ずしもすべてを実践してほしいわけではありません。なかには、合わないものや効果を感じられないコツもあるでしょう。健康には「正解」はありません。このなかから、気に入ったもの、あなたのカラダに合うものを取捨選択してください。「序章」でも述べていますが、偏らずに「温・食・動・想」をバランスよく組み合わせるのがベストです。

序章

カラダにいいことって何だろう？

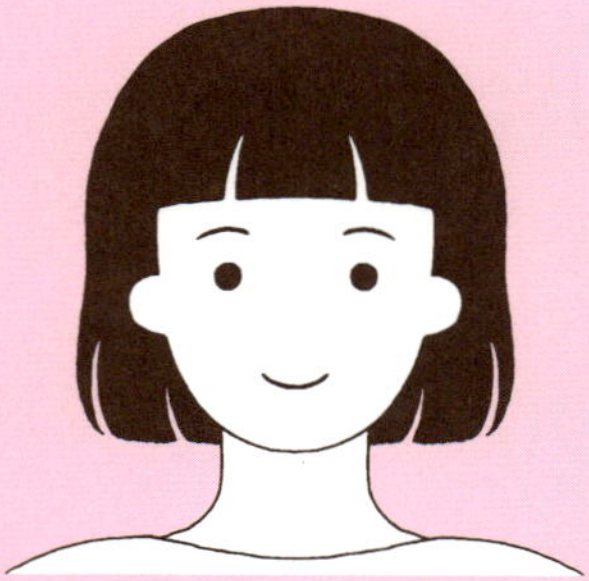

「健康になりたい」
「なるべく薬は飲みたくない」
「体力不足が気になる」
自分のカラダをあれこれ心配する前に
健康なカラダとは一体どんな状態なのかを
整理してみましょう。
今の自分に足りないもの、
必要なものが見えてきます。

カラダにいいことって何？

～不調をなくすために知っておくべきこと～

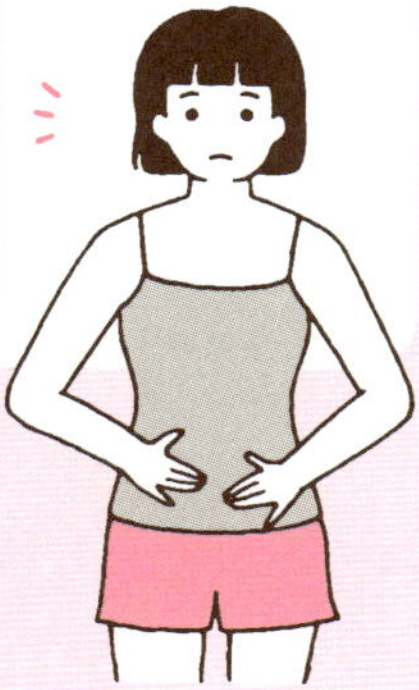

「バナナを食べるとやせる」「タマネギを食べると健康になる」「○○ストレッチを一日30回するだけで肩こりが改善する」。そんな健康情報に振り回されていませんか？　テレビやインターネットには「これこそカラダによい！」という、わかりやすい言葉があふれています。タマネギさえ食べていれば健康になれるのなら、こんなにかんたんなことはありません。でも、さすがにそれはちょっと違うと思いませんか？

そもそも、健康な状態とは何でしょう？　健康診断の数値が正常値であることでしょうか？　診断の結果がよくても不調を訴える人は多くいますし、数値が悪くても病気をせずに長生きする人もいます。

じつは、「健康の正解」なんて存在しないのです。

ただいえることは、全身の細胞がしっかり機能していること。これが健康の基本中の基本です。そのためには、血液を通じて、全身に必要な酸素と栄養分をいき渡らせ、老廃物を回収して体外に排出する――。スムーズな体内循環にしてあげましょう。

要は「滞りをなくし、血の巡りをよくすること」が大事なのです。

体内循環が低下すると、カラダが冷え、代謝が悪くなり、免疫力や自律神経の調整が低下します。その結果、肩こりや頭痛、便秘、疲れ、生理不順などの不調を引き起こし、重篤《じゅうとく》な病気を招くこともあります。

そうならないためには、どうすればよいのでしょうか？　頭痛のたびに鎮痛剤を飲む。便秘のたびに下剤を飲む。薬に頼れば一時的に症状は治まりますが、根本的な解決にはなりません。血流を促し、体内循環を整えることこそが、自分で自分のカラダを治そうとするパワー、つまり自然治癒力を高めるのです。

どれかひとつでも
バランスを欠くと、
体調を崩す

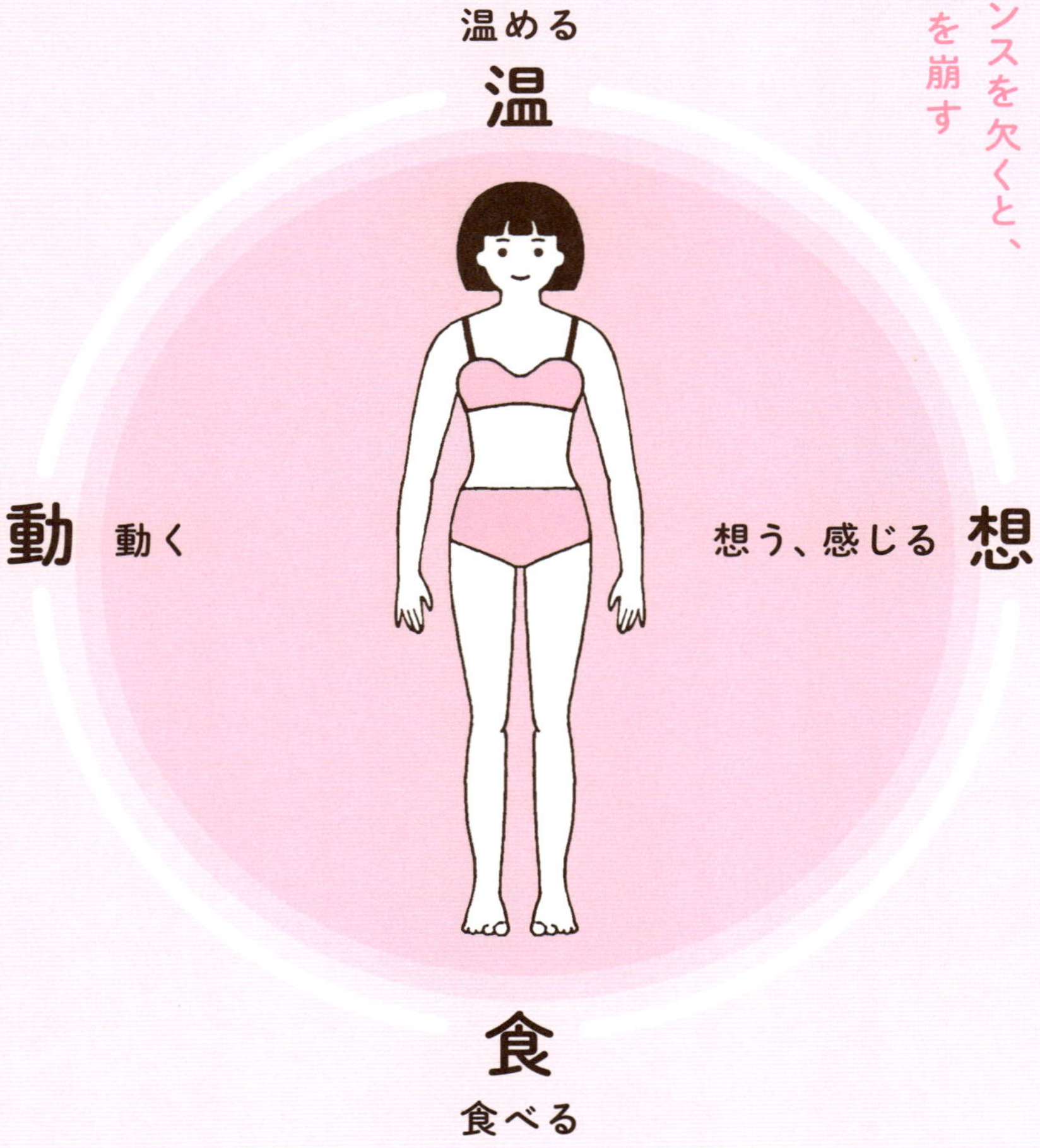

自然治癒力を高めるポイントは４つ。

①カラダを温めること〈温〉

②バランスよい食事をすること〈食〉

③カラダの滞りを流すこと〈動〉

④心の滞りを流すこと〈想〉

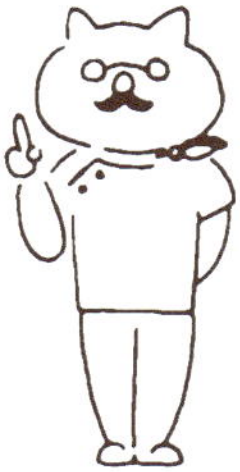

逆に「冷え」「偏った食」「運動不足」「偏った思考」、これらに陥らないことが健康につながります。

次から、「温・食・動・想」についてくわしく見ていきましょう。

温

不調をなくすコツ❶

カラダを温める

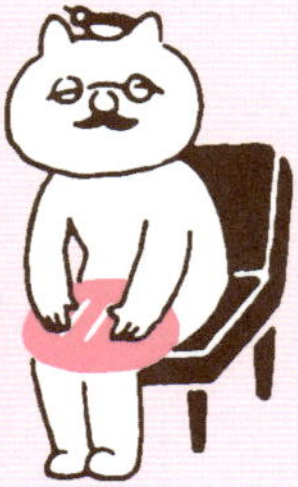

理想の体温は「36.5度」くらいといわれます。代謝が促され、免疫力や自律神経がきちんと機能する温度です。あなたの体温は何度ですか？　もし35度台なら危険信号。きっと何かしらの不調に悩まされているはずです。

「冷え」の厳密な定義はありませんが、この本では、体内循環によどみ、もしくは偏りがあること、と考えています。手足などカラダの末端の血流が悪い場合、決まったバイパスばかりに血液が流れて、その他の血管の血流が低下していることが多々あります。だから、流れていないところまでしっかり流す。そのためにはカラダを充分に温めることが重要なのです。

女性のカラダは男性よりも筋肉量が少ないため、多くの人に冷えがあると考えられます。大多数がそうだからといって、冷えを軽視しないでください。カラダが冷えているということは、血流の悪いところがある、つまり体内のバランスが崩れている証拠。東洋医学では、「冷えは万病のもと」ともいわれますから、女性の多くは、カラダに不調を抱えているともいえるでしょう。たとえば、生理痛やPMS（月経前症候群）、頭痛、肌のトラブル、イライラ、落ち込みなど。あらゆる不調は、カラダを温めれば改善することも多いのです。

人間は死んでしまえば冷えていきます。逆に、カラダを温めるということは、生命を続けていくこと、つまり健康につながるのです。

この本ではさまざまなカラダの温め方を紹介しています。具体的には、ふくらはぎをもんで血行をよくしたり、カラダを温める食材をとり入れたりして、「内側から温める方法」と、半身浴や湯たんぽなどで物理的に「外側から温める方法」の2種類です。とくに2章では「温」に焦点を合わせたコツを集めました。できそうなものを選んで実践してみてください。

食

不調をなくすコツ❷

バランスよい食事をする

理想の食事とは、肉類・魚類・卵・豆類などの「タンパク質」、植物性・動物性油脂などの「脂質」、パン・ごはん・麺類などの「糖質」、以上3つの栄養素がバランスよく含まれていることです。

しかし現代人の食生活は、圧倒的に「糖質」に偏っています。「甘いものは食べないから私は大丈夫」と思っていたら大間違い。あまり甘みを感じない白米、麺類には、たくさんの糖質が含まれているのです。外食でも、パスタやラーメン、そば、うどんなど、糖質を含んだメニューが一般的です。私たちの食生活は、知らず知らずに糖質に偏っている。まずはこのことに気づきましょう。

血糖値に問題ない人でも、糖質の摂りすぎは不調を招きます。たとえば、だるい、疲れやすい、集中力の欠如、イライラなどです。その理由は、糖質の摂りすぎによってインスリンが過剰に分泌

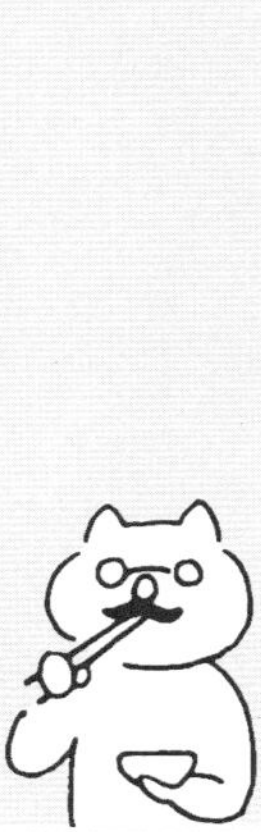

されて、機能性低血糖症を招いたり、ビタミンB群が欠乏したりと、栄養がアンバランスになるからだと考えられます。

ところが、「主食を減らしましょう」というと、「日本人の主食は米ですよ？」と反論する人が必ずいます。けれど、日本人が米を食べるようになったのは歴史的にみてごく最近のこと。稲作以前の縄文時代のほうがずっと長いのです。また、かつて砂糖は贅沢《ぜいたく》品でした。戦後、安価になってから、糖尿病患者が増えたともいわれます。

もちろん糖質はすばやくカラダのエネルギー源となってくれるすぐれた栄養素ですし、甘いものは疲れた心やカラダを幸せにしてくれます。ですから、完全に糖質を抜くのではなく、摂りすぎているぶんを見直して、別の栄養素を補うのがベスト。タンパク質のほか、ビタミン、ミネラルなどをとり入れてバランスよい食事を心がけましょう。足りない栄養素はサプリメントで補うのもひとつの手です。

この本では、バランスよい食のコツを3章で紹介しています。まずは主食を減らし、その他の食材やサプリメントで、自分に合う食生活を組み立ててみてください。

動

不調をなくすコツ③

運動でカラダの滞りを流す

「運動」がカラダによい理由は、カラダを動かすと筋肉が働き、血流を促進してくれるからです。逆に、運動不足は、血流の滞る冷えたカラダをつくり出してしまいます。

しかし、カラダの一部だけを動かしていても、全身の不調はなかなか改善しません。じつは、毎回同じ運動をくり返すことが、不調や痛みの原因にもなっているのです。

同じ動きばかりをくり返すと、同じところだけに血液が流れてしまいがちです。たしかに特定の部位だけは血流がよくなりますが、ほかの部位は血流が促進されず、滞ったままでしょう。「温」「食」で述べたとおり、大事なのは偏らないこと。ひとつの食材を食べ続けても健康にならないのと同じで、運動も決まった動きだけでは全体の滞りを改善できません。ですから、「いろんな動きを試してみる」「いつもとは違う動きをとり入れてみる」。これがポイントです。

たとえばウォーキングをするとき、平坦な道ではなく、でこぼこした道を選んでみましょう。山道などを歩くと筋肉は不安定な地面に合わせて、歩きながらバランスをとります。ほかにも、会社の最寄り駅の隣駅で降りて、会社まで歩いてみる。きのう上半身をストレッチしたら、今日は下半身のストレッチに変えてみるなど、いつものルールにのっとるのではなく、視点を変えると、全身を使うようになり、滞っていたところに血液が流れ込みます。そして今まで気づかなかったカラダの使い方やクセ、ゆがみに気づくのです。

この本では、さまざまな視点から役立つ動きを4章で紹介しています。どれもすぐにできるものばかり。日常生活や仕事の合間、いつもの体操にプラスしてみましょう。

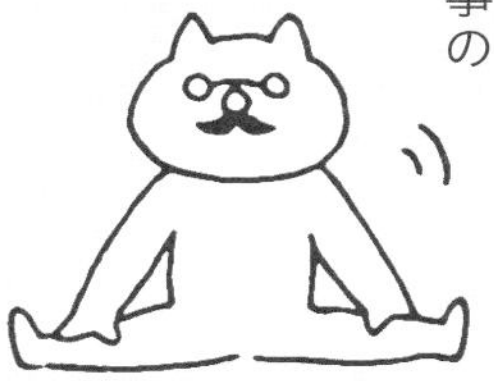

想

不調をなくすコツ④

心の滞りを流す

冷えないように心がける。バランスよい食事をする。一生懸命運動をする。これまで紹介した「温・食・動」はどれも大切なことです。

これらのベースになるものが「想」、つまり「想うこと・心で感じること」です。「想」は、人間が生きるための原動力といっても過言ではありません。いくらカラダが健康でも、つねにストレスフルだったり、ひとつのことに執着しすぎたりしていると、遅かれ早かれカラダに不調となって現れます。実際、イライラやけんかは、興奮して交感神経の働きが高まりやすく、アドレナリンが分泌されて血液が固まりやすい状態に。すると血流も悪くなって不調も出やすいのです。カラダだけではなく内面にも目を向けて、心の滞りを流してみましょう。

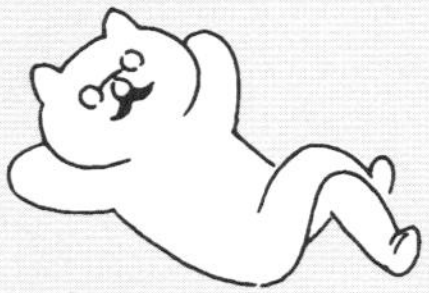

たとえば、夫婦や恋人、親子のけんかの理由や、仕事や人間関係の悩みは、いつも同じではありませんか? こうやってイライラや、ストレスをためるのも心の滞りの原因のひとつ。

これを防ぐには、まず自分の思考が同じところをグルグル回っていることに気づき、そのループをくり返さないことです。「このままだとけんかになるな」と感じたら、その場を離れる。「この集まりはトラブルになるコースだな」と感じたら、誘いを断る。つまり、そのコースを自ら外れてみることが大切です。

また、「○○に決まっている」と決めつけると、結局いつも同じ結論に至ります。短絡的に結論を出さずに、ときには、別の方法を考えてみましょう。意外と思考には偏りがあるのです。

5章では思考の偏りを是正し、心の滞りを流す、さまざまなコツを紹介しています。ぜひとり入れてみてください。

健康になりたいと願っているだけでは、何も変わりません。できることから、始めてみませんか? 気に入ったコツからでよいので、実践することで、カラダと心が喜ぶ声に耳を傾けてみましょう。世界が変わって見えるかもしれません。そして何より、新しい自分と出会えるかもしれません。

1章

習慣にしたい健康のコツベスト10

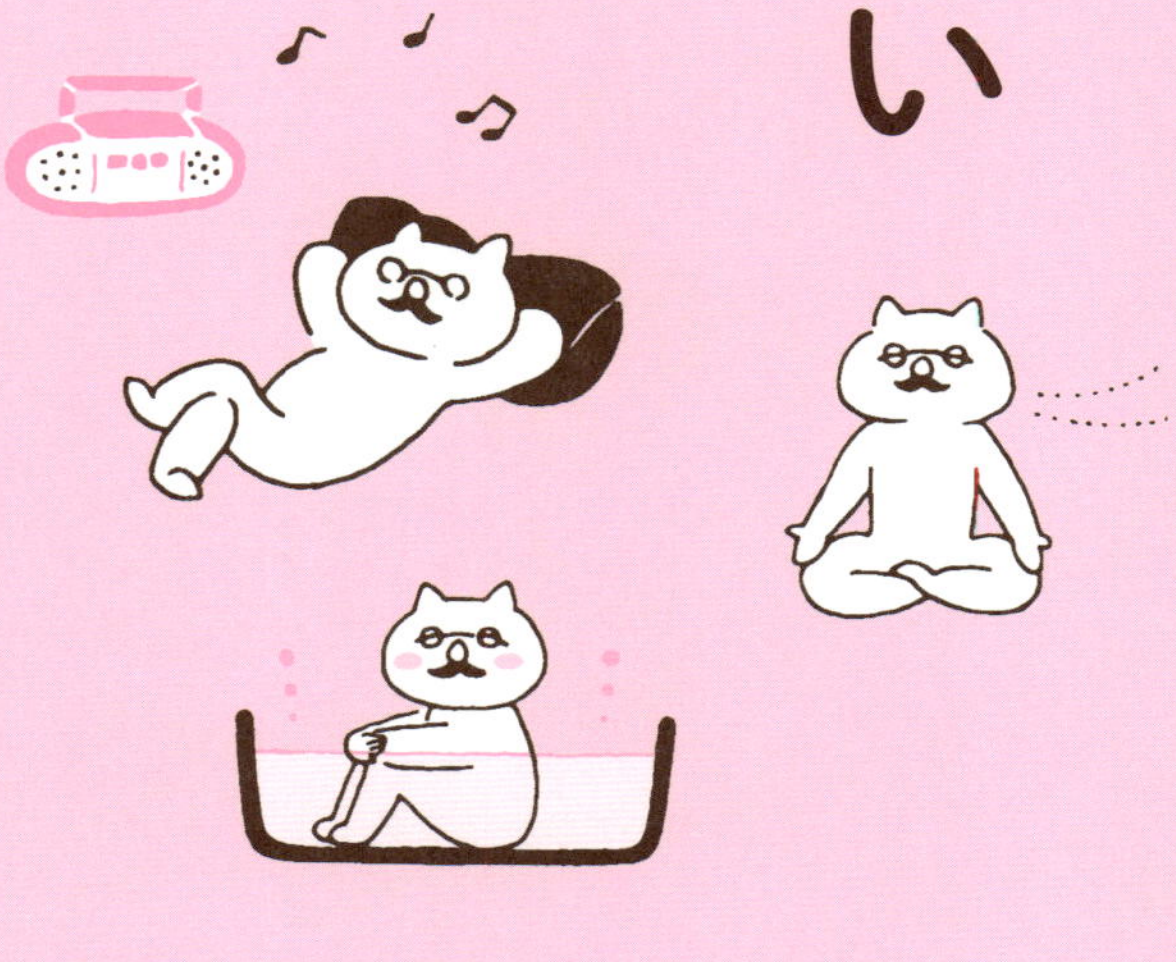

「健康になるために
一体何から始めればいいの？」
そんな迷いがあるあなたのために、
健康のコツを厳選。
ベスト10としてまとめました。
まずはこの中から
気に入ったものを続けてみましょう。

冷え　免疫力低下　ダイエット　美肌　むくみ　生理トラブル　自律神経の乱れ

24時間・365日、カラダを冷やさない

カラダによい理由

- 体温が上がると免疫力も上がる。病気にならないカラダをつくる。
- 内臓温度を上げると、基礎代謝も上がる。だから、冷えがやわらいで、ヤセ体質になる。
- 血行がよくなって顔色が明るくなる。

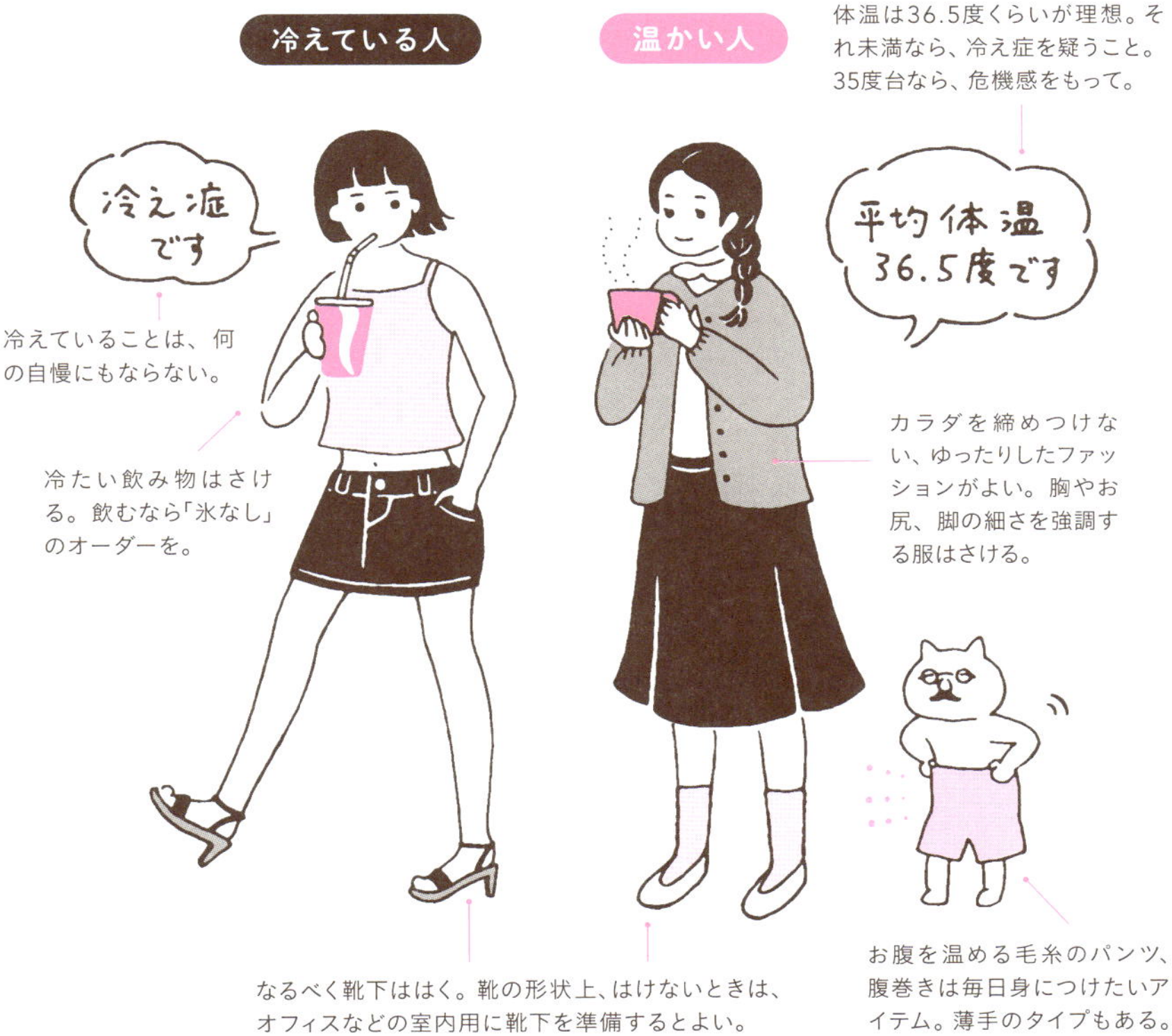
冷えている人
温かい人
冷え症です
平均体温36.5度です
冷えていることは、何の自慢にもならない。
冷たい飲み物はさける。飲むなら「氷なし」のオーダーを。
体温は36.5度くらいが理想。それ未満なら、冷え症を疑うこと。35度台なら、危機感をもって。
カラダを締めつけない、ゆったりしたファッションがよい。胸やお尻、脚の細さを強調する服はさける。
なるべく靴下ははく。靴の形状上、はけないときは、オフィスなどの室内用に靴下を準備するとよい。
お腹を温める毛糸のパンツ、腹巻きは毎日身につけたいアイテム。薄手のタイプもある。

冷えは血流の悪化から

「冷え」は、エネルギー不足や筋肉が少ないために体内で熱がつくれなかったり、その熱を運ぶ血流が滞ったりすることで起こります。また、自律神経やホルモンの乱れも原因のひとつ。東洋医学では、「冷えは万病のもと」といわれており、カラダが冷えて新陳代謝や免疫力が低下し、冷えが病気の原因になることも。婦人科系の疾患にも大敵です。たかが「冷え」と思うかもしれませんが、じつはおそろしい状態なのです。

また夏の冷房もあなどれません。冬の寒い時期だけでなく、夏場も冷え症対策をしっかりと。

足もとは冷やさない

心臓がある上半身と足もとの体温差は、6度前後ともいわれます。上半身が36度なら、足もとは30度の計算です。想像以上に冷えやすい足。夏場でも室内では靴下をはきましょう。

ツボMEMO　命門【めいもん】、大椎【だいつい】

冷え デトックス むくみ ダイエット リラックス 慢性疲労 不眠 美肌

38～40度の湯で、15分間の半身浴

カラダによい理由

- 汗をかいて血行がよくなるので、よぶんな水分、毒素が排出される。
- しっかりと温まることで、副交感神経が優位になりリラックスできる。ぐっすり眠れる。

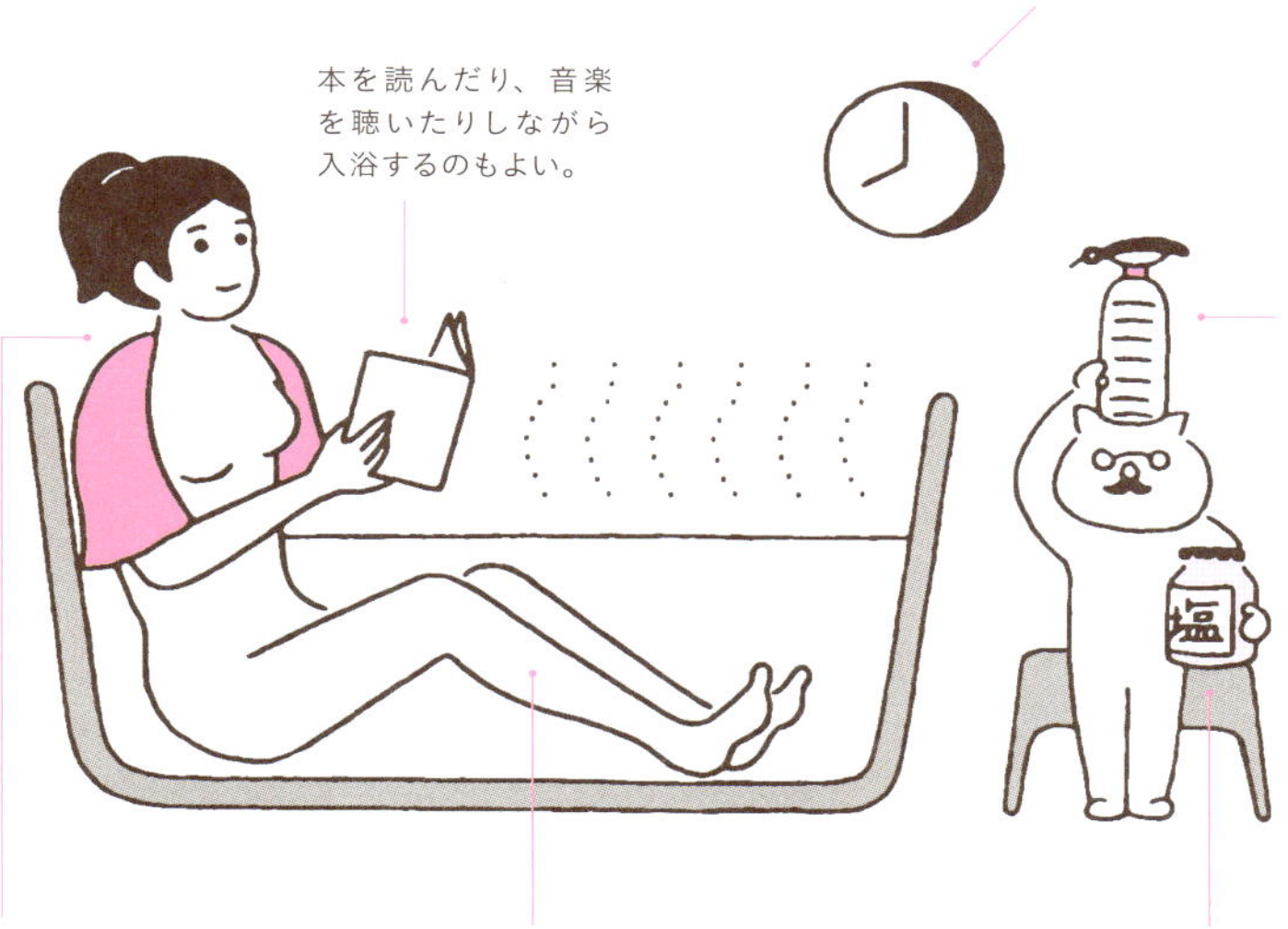

じっくり汗をかくためには15分以上の半身浴を。もちろん、無理をしない程度に。

本を読んだり、音楽を聴いたりしながら入浴するのもよい。

脱水症状にならないように、水を飲みながら入る。

塩
上半身が冷えそうなときは、肩に乾いたタオルをかける。

湯の中で足やふくらはぎのマッサージ（P.36）をすると、むくみ解消がスピードアップ。

天然塩を入れると、発汗作用が高まる。アロマテラピー用の精油を3～5滴入れるとリラックス効果も。

半身浴にはエステ並みの効果がある

全身浴より、ぬるめの湯での半身浴がよい理由は、心臓に負担をかけずに長湯ができるから。また熱い湯だと交感神経が優位になり、リラックス効果も半減してしまいます。38〜40度の湯に長くつかることで温まった血液が全身を巡り、カラダの芯から末端まで温めてくれるのです。

また、長湯をすることで毛穴が開き、よぶんな脂肪や老廃物が汗といっしょに排出されるので、内臓や肌の調子もよくなります。

さらに効果をアップするには

もっと半身浴の効果を実感したいなら、湯船にフタをして顔だけ出すようにすると、発汗作用がアップ。サウナに入っているような感じです。

湯船に天然塩をひとつかみ入れると、さらに発汗が促され、保温効果が続きます。

ツボMEMO　大椎【だいつい】、外関【がいかん】、風池【ふうち】

乾燥肌　敏感肌　肌荒れ

ボディソープは使わない

カラダによい理由

- ボディソープや石けんは、肌に必要な皮脂も落としてしまう。じつは**湯だけでも、かなりの汚れは落とせる**。
- 肌をこすらないから、肌自身がもつバリア機能がこわれない。乾燥を防ぎ、**肌のコンディションもよくなる**。

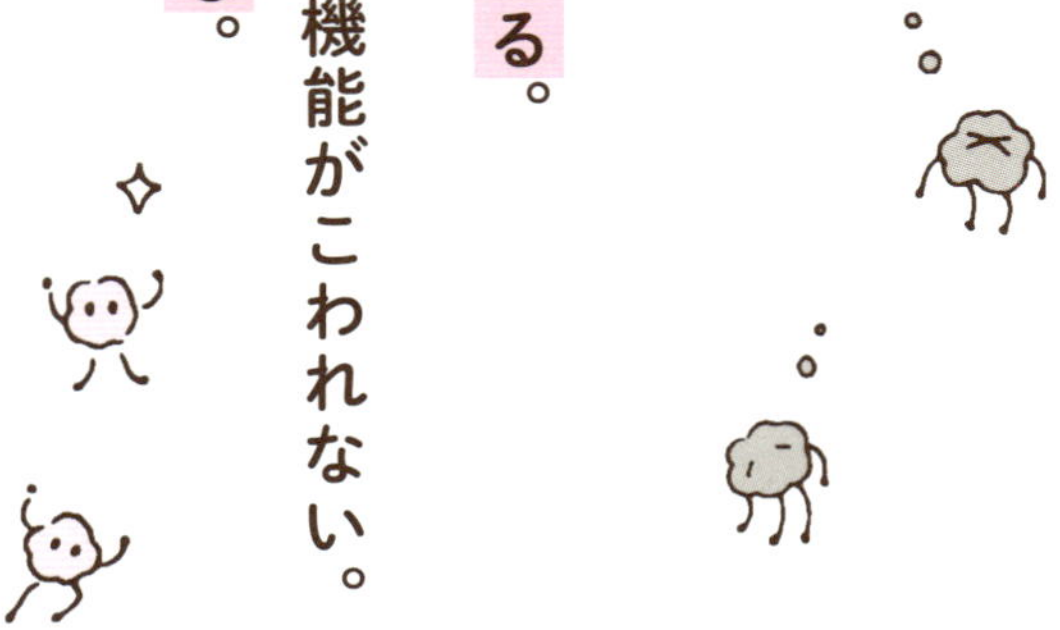

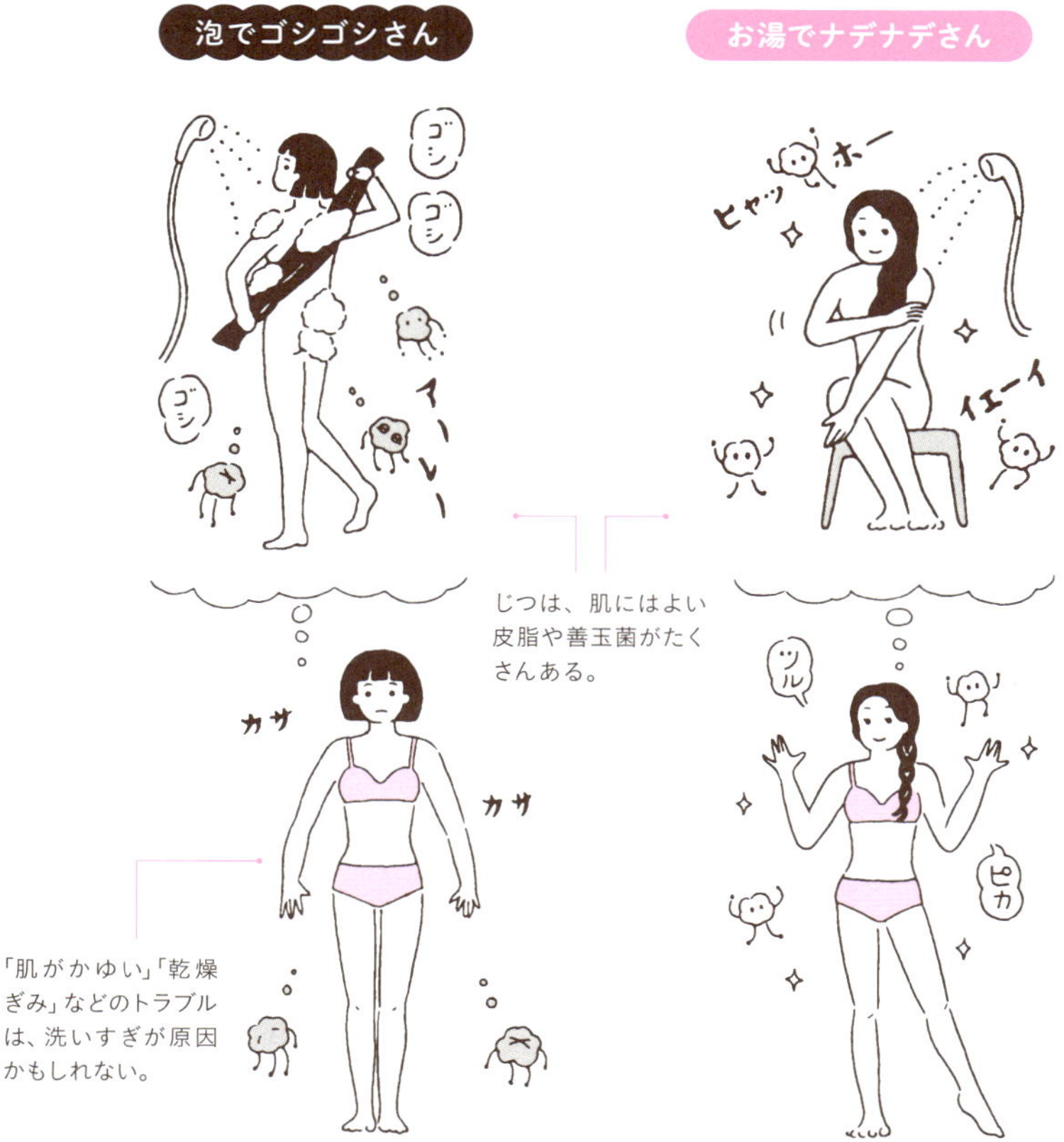
泡でゴシゴシさん
ゴシ
ゴシ
ゴシ
アーレー
お湯でナデナデさん
ヒャッホー
イエーイ
じつは、肌にはよい皮脂や善玉菌がたくさんある。
カサ
カサ
ツル
ピカ
「肌がかゆい」「乾燥ぎみ」などのトラブルは、洗いすぎが原因かもしれない。

過剰な洗浄が肌の調子を悪くする

肌の表面には善玉菌がいて、酸性膜をつくり、肌を守ってくれています。ところが、ボディソープなどを使ってゴシゴシ洗うことで、必要な菌も流してしまうのです。すると、肌のバリア機能が低下して、乾燥や肌荒れを招きます。

肌の汚れは、毎回洗わなくても大丈夫。湯船につかってやさしく肌をなでるだけでも、たいていの汚れは落とせます。

ただし、シャワーではなく湯船につかることをおすすめします。

ボディソープは泡立てる

そうはいっても汗やにおいの気になる季節にはボディソープを使って洗いたくなるもの。とくに耳や首の後ろ、わきの下、デリケートゾーンは清潔にしておきたいところです。

そんなときはボディソープをよく泡立てて、泡でやさしく洗うようにしましょう。泡立てネットを使うとかんたんに泡をつくれます。

ツボMEMO　経渠【けいきょ】

糖質制限　ダイエット　慢性疲労　集中力低下　デトックス　イライラ

ごはん、パンなどの主食を減らす

カラダによい理由

- 主食を減らすと糖質が減る。だからインスリンの分泌が減少して「ダルおも」のカラダがスッキリする。
- 血糖値が安定するから、食後に眠くならない。昼食後に眠くなる人は、過剰な糖質摂取が原因かもしれない。
- 体内の糖質量が少なくなると、体脂肪が燃えやすくなる。食事内容を角砂糖の個数で考えてみるとよい。

主食の糖質量の例

※角砂糖１個４グラムの計算

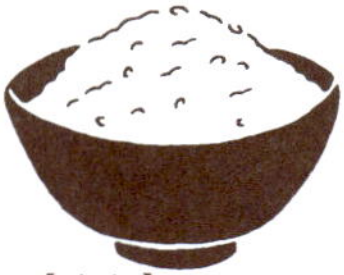

【白米】
茶碗１杯　150 グラム
糖質　55.1 グラム
角砂糖　約 14 個分

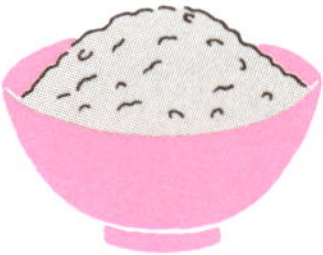

【玄米】
茶碗１杯　150 グラム
糖質　53.9 グラム
角砂糖　約 13 個分

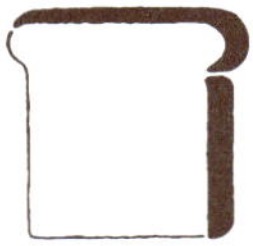

【食パン】
１枚　60 グラム
糖質　26.6 グラム
角砂糖　約 7 個分

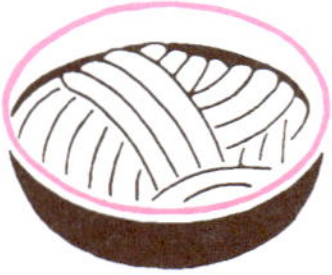

【かけうどん】
めん　250 グラム
糖質　58.5 グラム
角砂糖　約 15 個分

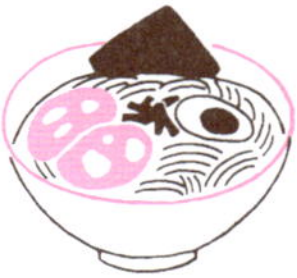

【しょうゆラーメン】
めん　230 グラム
糖質　69.7 グラム
角砂糖　約 17 個分

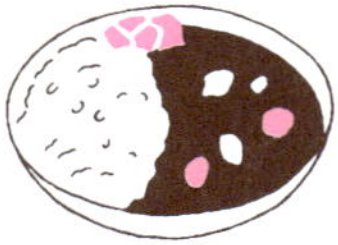

【カレーライス】
ごはん　230 グラム
糖質　108 グラム
角砂糖　約 27 個分

コーヒーや紅茶に入れる角砂糖は多くてもせいぜい２個まででは？「角砂糖を 10 個も食べている」なんて信じられないかもしれないが、主食の多くには、大量の糖質が含まれている。

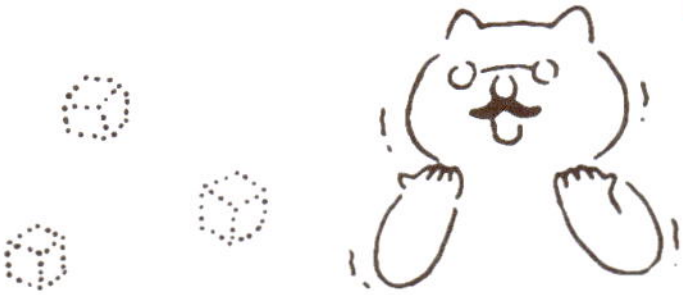

じつは糖質が、だるさと眠気の原因だった

糖質は甘いものだけに含まれているわけではありません。ごはんやパンなどの主食にも入っています。体内では、とり込まれた糖質（血糖）をエネルギーとして貯蓄するために、「インスリン」と呼ばれるホルモンがすい臓から分泌されます。しかし、多量の糖質を日常的に摂取していると、すい臓に負担がかかり、インスリンが過剰に分泌され、結果として血糖値を下げてしまいます。これが眠気やだるさの原因にもなるのです。「疲れたときには甘いものを」と耳にしますよね。たしかに一時的に血糖値が上がり元気になりますが、**無理に引き上げたものは、ときに下がりすぎてしまいます。**これが機能性低血糖症です。血糖値が下がると、糖質がほしくなってイライラするという悪循環を招きます。

糖質量を減らすと、そのぶん、脂肪が燃焼するのでダイエット効果も。**カロリーよりも糖質量に注目してみましょう。**

慢性疲労　肌荒れ　イライラ　骨粗しょう症

「マルチビタミン・ミネラル」のサプリメントを摂取する

カラダによい理由

- 「だるい」「肌荒れがひどい」「疲れる」など、不調の原因はビタミン不足のことも。
- 「血が足りない」「骨、歯がもろくなった」「イライラする」は、ミネラル不足のサイン。
- ビタミンもミネラルも、体内で生成できない。食材、サプリメントで意識的に補給を。

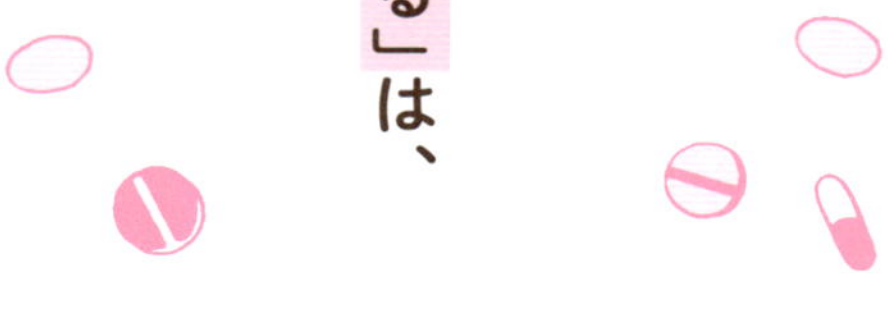

はじめてのサプリメントの飲み方

初心者は「マルチビタミン・ミネラル」のサプリメントから始める

「マルチビタミン・ミネラル」を軸に、肌のしみやくすみが気になるなら「ビタミンC」、抗酸化作用を高めたいなら「コエンザイムQ10」、味覚障害なら「亜鉛」……のようにプラスしていく。

水で飲む

コップ1杯程度の水で飲むのが原則。水が胃を刺激して、栄養をスピーディーに腸へ移動させる。茶、コーヒーはNG。栄養素の吸収を妨げる。

食後30分以内に飲む

食べ物といっしょに吸収されて、効率がよい。空腹時に飲むと、胃の負担になることもある。

1か月は試すこと

サプリメントは即効性がないものも多い。まずは1か月をめどに飲み続ける。2〜3か月たっても変化を感じなければ、他のサプリメントに変えてみる。

妊娠中、治療中、薬を服用中の人は医師に相談する

サプリメントによっては、体調に影響を及ぼすものや、服用中の薬と相性の悪いものもある。

冷暗所で保存する

保存する際は、密閉した状態で冷暗所に。体内に入れるものなので、なるべく高温多湿、直射日光の当たる場所はさける。

子どもの服用は医師に相談する

大人用のサプリメントは過剰摂取になることも。安易な服用はさけ、医師に相談する。

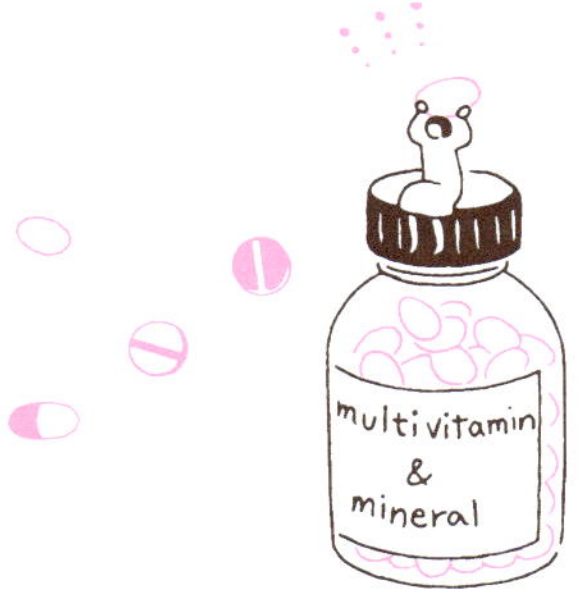

ビタミン・ミネラルは、超重要栄養素

現代人は、慢性的にビタミンやミネラルが不足しています。理由は食生活の欧米化や、旬の野菜以外も摂取するようになったからです。旬の野菜は、そうでない時期に比べて2〜3倍も栄養価が高いといわれます。意識して摂取しましょう。

ビタミンはカラダを働かせる重要な栄養素。脂質や糖質、タンパク質をエネルギーに替えるという役割があります。

またミネラルは、鉄やカルシウム、亜鉛、銅などのこと。カラダの調子を整える働きがあり、たとえば鉄が欠乏すると貧血に、カルシウムが不足すると骨がもろくなります。

ただ、ビタミンとミネラルは体内で生成できません。食材やサプリメントでしっかり摂取する必要があるのです。

「マルチビタミン・ミネラル」は、ベースサプリメントとも呼ばれ、基本中の基本サプリメント。ぜひ日常的に服用してみましょう。

ツボMEMO 経渠【けいきょ】、中封【ちゅうほう】、太白【たいはく】

冷え　むくみ　デトックス　美肌　免疫力低下

ふくらはぎをマッサージする

カラダによい理由

- 第二の心臓とも呼ばれるふくらはぎは心臓に血液を戻す重要なポンプ。マッサージすると、血液が全身にいき渡る。
- 老廃物や水分が流れて、むくみがスッキリ。肌のコンディションもよくなる。

［ ふくらはぎマッサージのやり方 ］

① 脚の外側を引き上げる

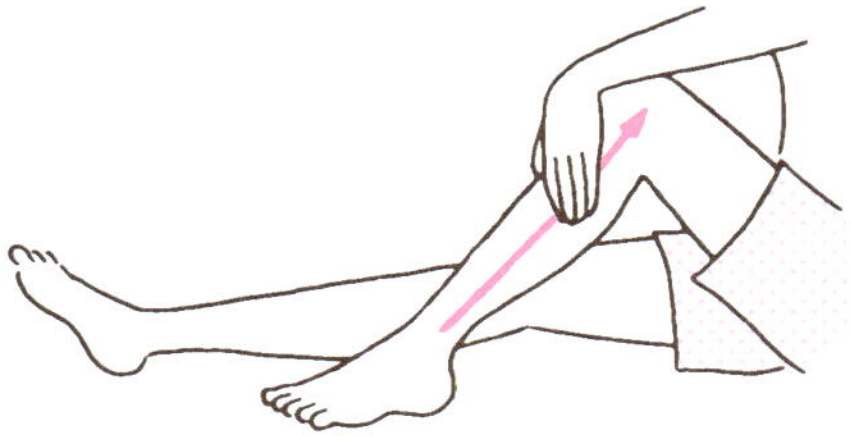

左足首を上から片手で挟むようにつかむ。脚の外側に当てた4本の指を意識して、ひざまで引き上げる。

② 脚の内側を引き上げる

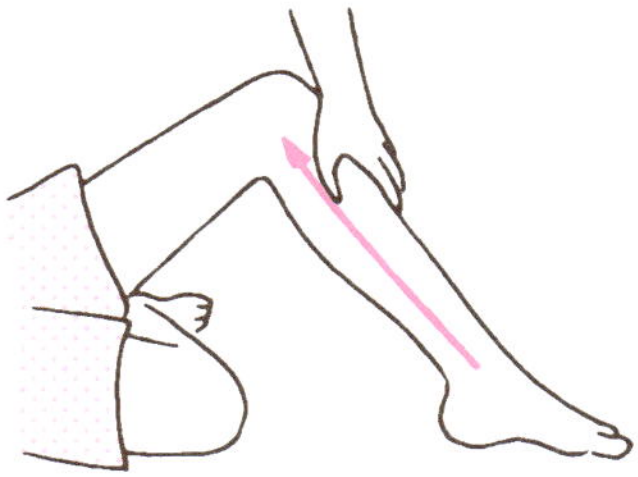

①同様、左足首を上から片手で挟むようにつかみ、今度は内側に当てた親指を意識して、ひざまで引き上げる。

③ 脚の表面を引き上げる

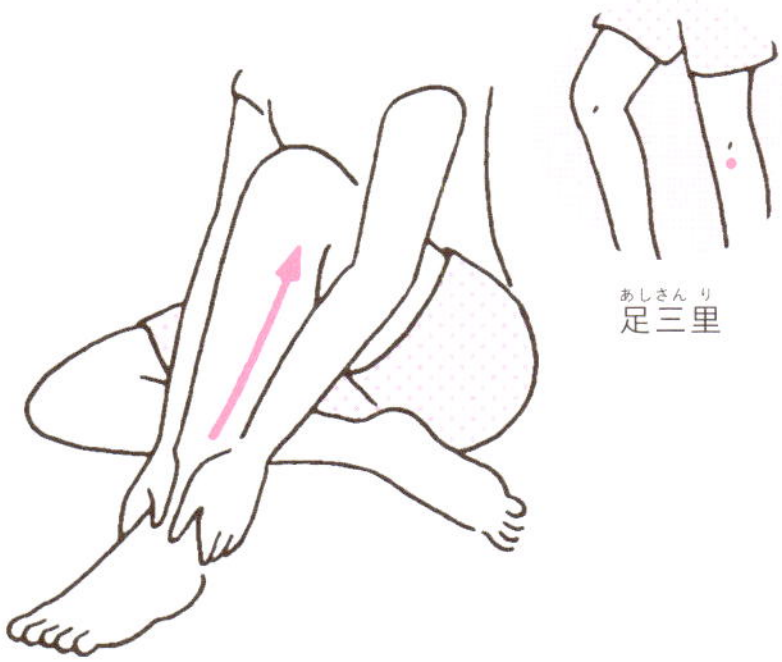

左足首を、両手で挟むようにつかむ。脚の表面に当てた両親指を意識しながら「足三里」のツボまで引き上げ、数回押しもむ。

④ 脚の裏面を引き上げる

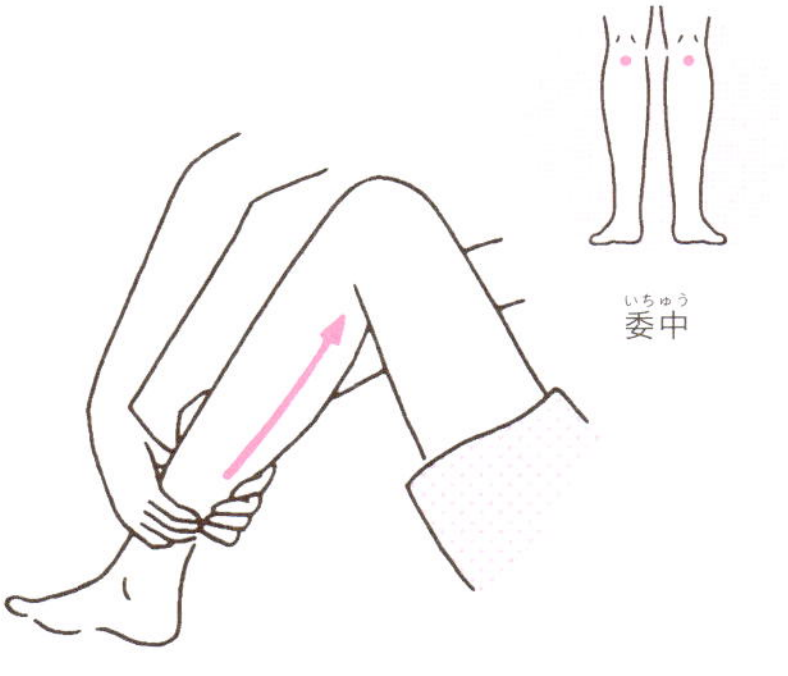

③同様、左足首を両手で挟むようにつかみ、今度は脚の裏面に当てた両手4本の指を意識しながら、「委中」のツボまで引き上げ、数回押しもむ。

①～④を右脚も同様に行う。各3回が目安。

イライラ

集中力低下

余裕がない

IT機器や、テレビから離れる時間をつくる

カラダによい理由

- メールなど、メッセージへの返信がないことにイライラ、ソワソワしなくなる。
- 物理的に離れることで、ほかのことに集中できる。
- 情報に振り回されないから、自分に余裕がうまれる。

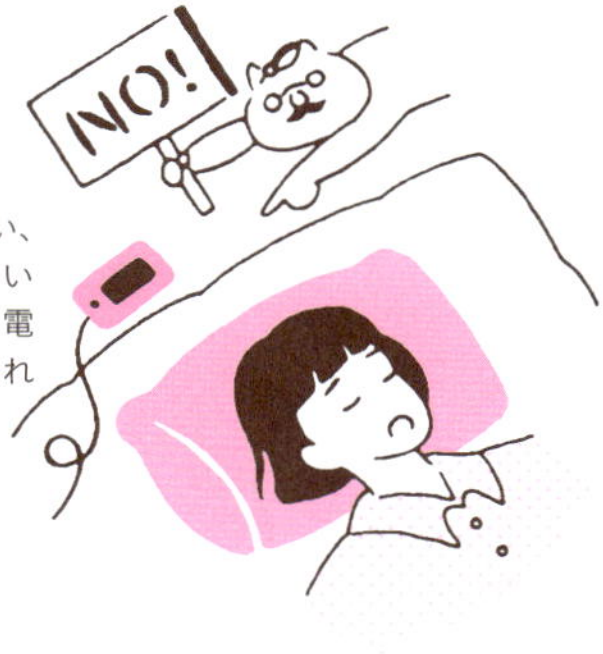

眠るときくらい、離れてみてもいいのでは？ 電磁波からも離れられる。

枕もとでスマートフォン、携帯を充電しない

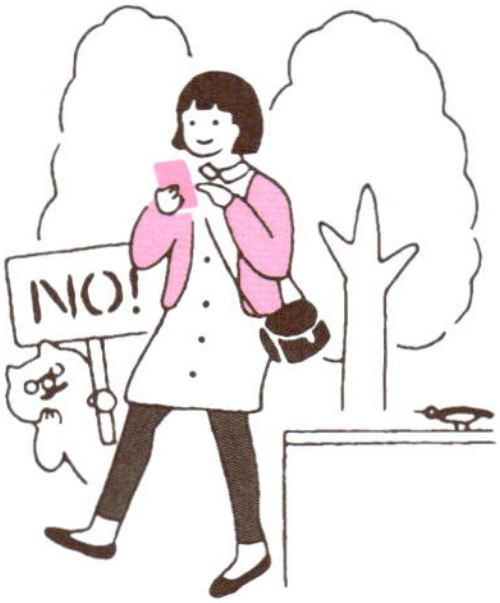

休日は、出先での偶然の出合いやハプニングを楽しむくらいの余裕を。

休日は、スマートフォン、携帯を持ち歩かない

「情報依存」にならないコツ

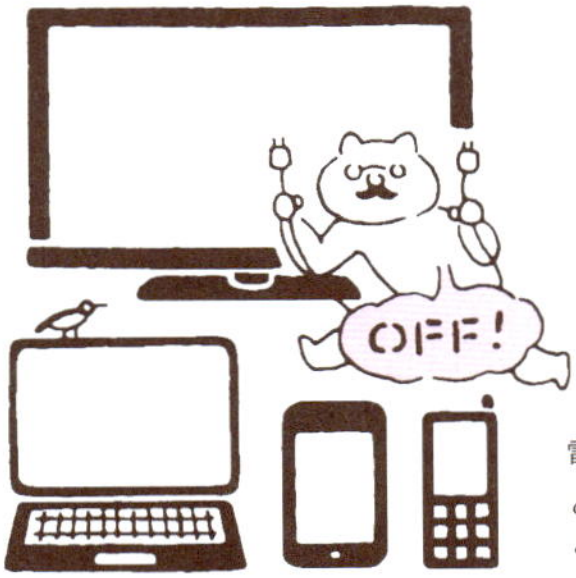

電源を切っても、意外と困らないことに気づく。ネットサーフィン、SNSのチェックにも時間制限を設けてみる。

毎日、決まった時間に電源を切る

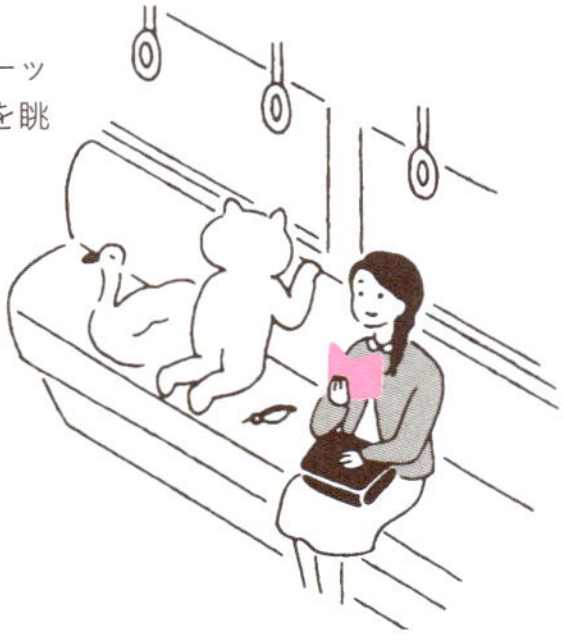

何もせず、ボーッと車窓の景色を眺めるのもよい。

電車の中では、本を読んでみる

知らず知らずに、現代人は情報にうもれている

「日本人はスマートフォンやパソコンに一日7時間を費やしている」というデータがあります。長時間、テレビやインターネットから情報を受けとっていると、自分自身で物事を決める決断力や思考力が鈍り、結論ばかりを求める傾向にもなります。

日々の生活の中で、ＩＴ機器やテレビから意識的に距離をとってみましょう。もし、社会からとり残されたような気分や、さみしい気もちになってしまったら、それは「情報依存」の証拠。もっと直感を大切にして、内なる声に耳をすませてみて。

集中力はすぐには戻らない

中断したことを再開する際にかかる集中力の回復時間は、約25分間だそうです。つまりSNSやメールの頻繁なチェックは、その都度、集中力を分断しているということ。あなたの仕事や家事は、もっと効率よく進められるかもしれません。

ツボMEMO 百会【ひゃくえ】、膻中【だんちゅう】

食欲不振　ストレス　元気が出ない

だれかといっしょに心から食事を楽しむ

カラダによい理由

- 楽しく食事をすると、ごはんがおいしくなる。
- リラックスできてストレスがやわらぐ。
- 「おいしい」「楽しい」と感じることで、気もちが満たされる。

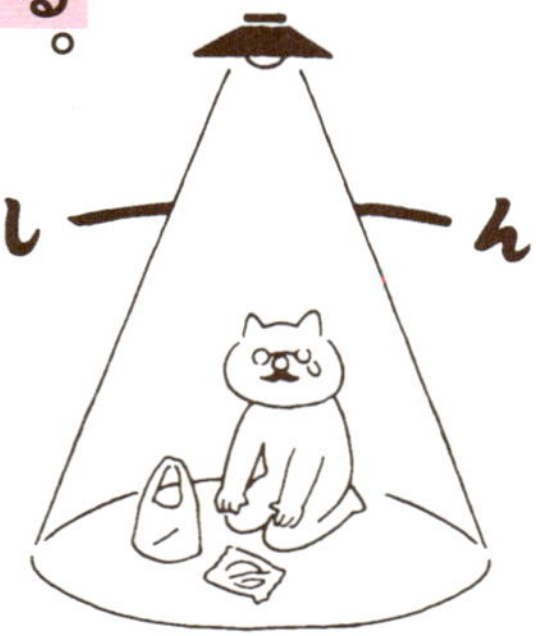

花や植物を飾ると、
食卓が華やぐ。

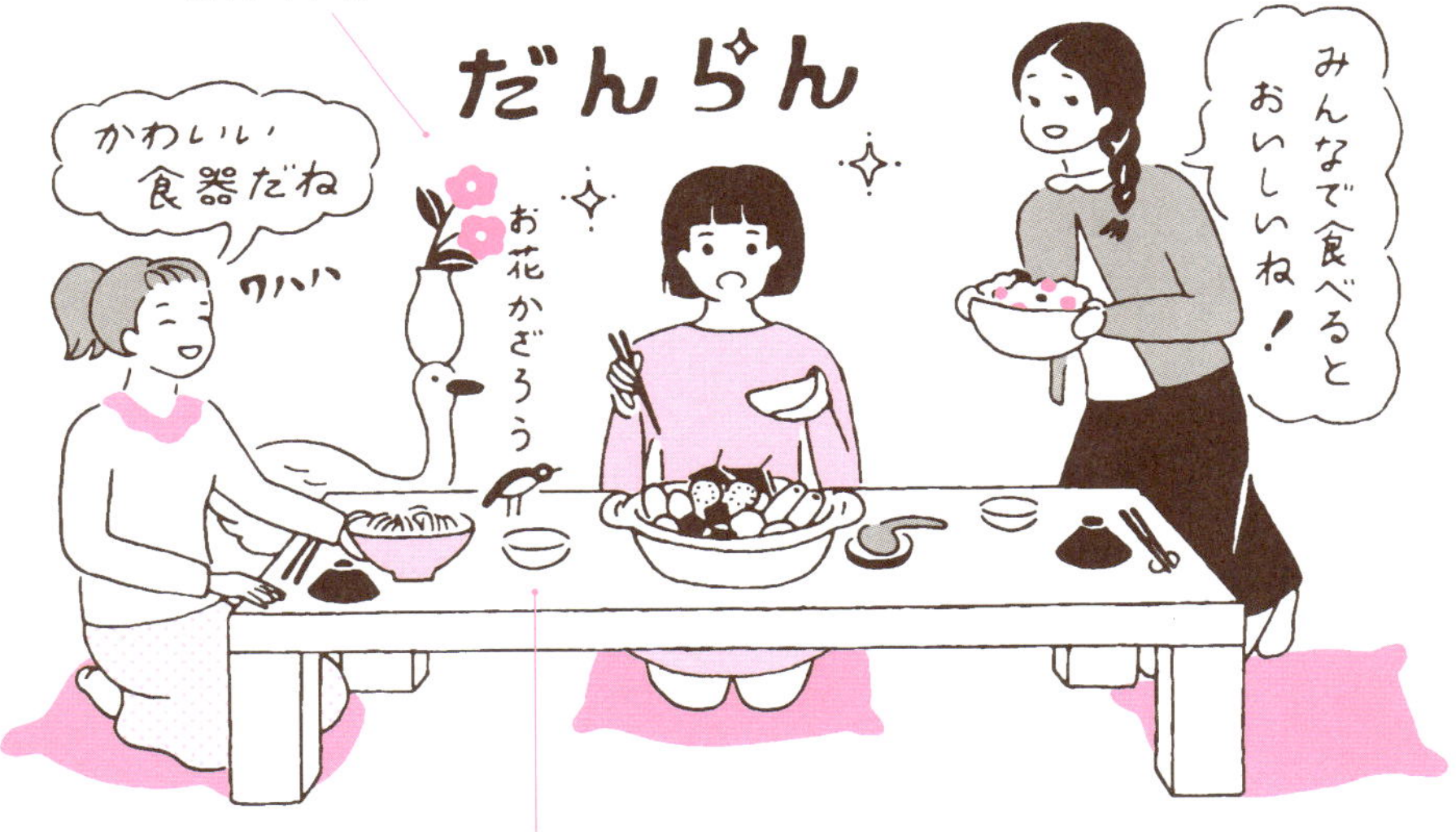
だんらん
かわいい食器だね
ワハハ
お花かざろう
みんなで食べるとおいしいね！

新しいお皿やすてきなグラスは、食事のモチベーションを高めてくれる。

だれかとおいしいものを食べる幸せ

食事はたんに必要な栄養を補給するためだけではなく、一日の楽しみのひとつでもあります。あなたはどんなふうに食事をしていますか？

あるデータでは、孤食の機会が多い人ほど、不眠や憂うつなど、ストレス症状で悩んでいるという結果も。ひとりの食事が必ずしも健康に悪いわけではないですが、めんどうだから食事を抜いたり、かんたんにすませてしまったりと、食をおろそかにしてしまいがちです。だれかといっしょにわいわい食事をする、時間をかけておいしいものを食べるという食への向き合い方が、心身の健康にもつながります。

ひとりで食べるときは

もしひとりで食事をするときは、ファストフードでかんたんにすませず、好きな食材で調理したり、じっくり味わってみたりして、なるべく自分が楽しめる食事を心がけましょう。

緊張　不安　うつ　ストレス　自律神経の乱れ

呼吸を意識化する

カラダによい理由

- 呼吸を意識することで、呼吸の速さがゆっくりになる。副交感神経が優位になり、緊張や不安がとりのぞかれる。
- 自律神経がコントロールでき、ストレスが軽減。
- カラダへの意識が敏感になり、自然治癒力が増す。

鼻呼吸のやり方

① 椅子に座る

満員電車など、座れないときは立ったままでもOK。

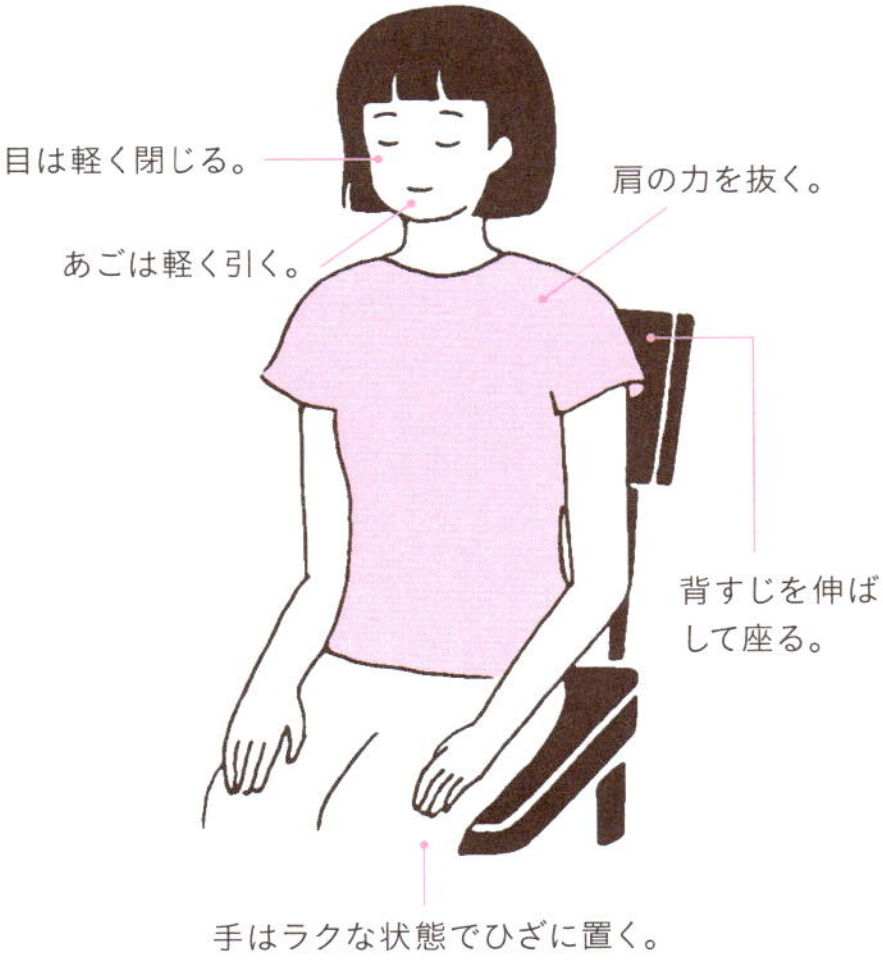

目は軽く閉じる。
肩の力を抜く。
あごは軽く引く。
背すじを伸ばして座る。
手はラクな状態でひざに置く。

② 鼻から息を吸い、鼻から吐く

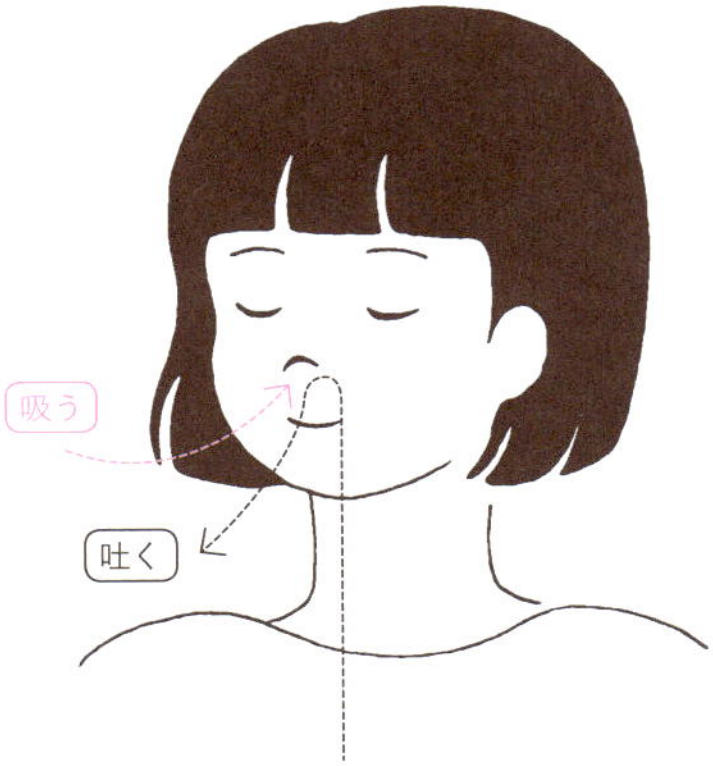

吸う
吐く

POINT
ゆっくりと呼吸のひとつひとつを味わい、楽しむように。まずは3分間続けて。

マインドフルネスで心を整える

イライラや緊張は、だれにでも起こります。ただ、この状態が続くと過剰なストレスになってしまいます。こうした心の乱れを整えるには、「呼吸」を意識してみるのがいちばん。これはマインドフルネスと呼ばれる瞑想《めいそう》の一種で、パニック障害やうつ病などの治療にもとり入れられている心のトレーニング法のひとつです。

緊張すると交感神経が刺激されて、呼吸が浅くなります。そこで鼻から息をゆっくり吸って、ゆっくり鼻から吐き出すことで、次は副交感神経が優位になり、心身が安定していくのです。

いつでもどこでもできる

この呼吸法は、場所と時間を選ばないのがメリット。イライラや緊張時は、呼吸に意識を向けてみましょう。「がんばれ、自分！」と鼓舞しなくても、**呼吸を意識するだけで、自然と心も整っていきます**。呼吸する自分を実況中継するイメージです。

ツボMEMO　太淵【たいえん】、太渓【たいけい】

慢性疲労　ストレス　不眠

睡眠は、量より質が大切

カラダによい理由

- 就寝前はリラックスして副交感神経を優位にすると、質のよい睡眠になる。交感神経を刺激するテレビやインターネットはさける。
- 肌を若返らせる成長ホルモンは、夜10時～2時に分泌される。その時間帯には眠る。

眠る前のリラックスのアイデア

毎日続けて就寝前の習慣にしておくと、
「これから眠るんだ」とカラダが察知するようになり、眠りやすくなる。

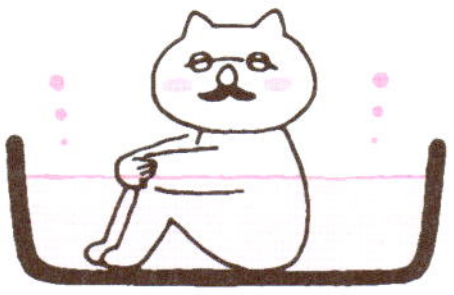

半身浴をする
38〜40度のぬるめの湯で半身浴をする。芯から温まり、心とカラダがリラックス状態に。

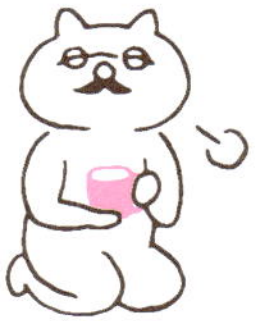

ホットミルクを飲む
カフェインなどの刺激がないホットミルクは気もちが落ち着き、眠りやすくなる。アルコールは眠りが浅くなるのでさける。

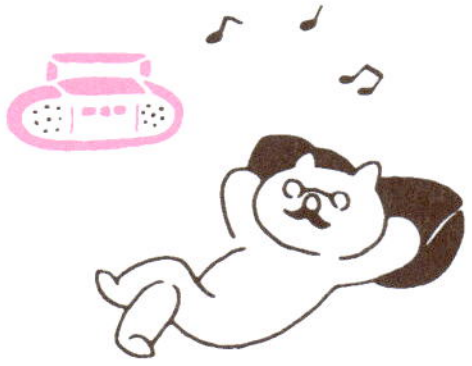

おだやかな音楽を聴く
クラシックやヒーリングミュージックなど、気もちが安らぐ音楽を聴くと、脳からアルファ波が出て、リラックスできる。

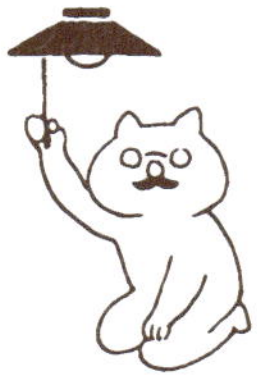

照明を落とす
明るい光は脳を刺激するので、寝る前には暖色の白熱灯を利用したり、暗めの照明にしたりする。

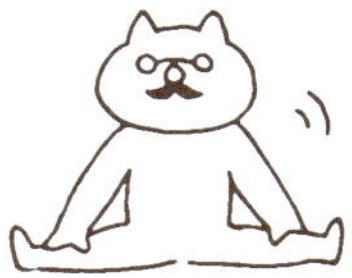

ストレッチをする
カラダをほぐす程度のストレッチをすると、緊張がゆるむ。激しい運動は脳が覚醒してしまうのでさける。

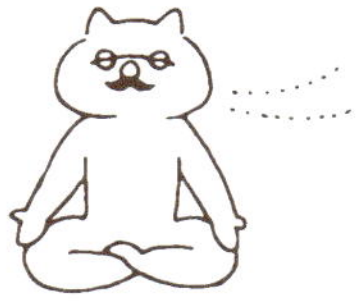

呼吸や瞑想《めいそう》をする
呼吸や瞑想をすると心とカラダがリラックスできる。吐く息を長くするとよい。

眠ればよいわけではない

あなたは何時間眠っていますか？アメリカとイギリスで行われたある睡眠に関する調査によると、6時間未満の睡眠は脳卒中や心臓発作などのリスクが2倍近く上昇するといいます。

この調査では、6〜8時間の睡眠がベストという結果が出ましたが、忘れてはいけないのが睡眠の質。6時間寝ていても浅い眠りでは疲れがとれません。それなら深い眠りの4時間のほうがよいでしょう。眠ればよいわけではないのです。

就寝前の過ごし方が大切

睡眠は量より質を心がけたいものです。深い睡眠を得るためには、就寝前にリラックスをして副交感神経を優位にする必要があります。そのためには、床に入る前にパソコンを開かない、半身浴をしてカラダを温める、ホットミルクを飲む、音楽を聴くなど、自分なりのリラックス法を実践して、質のよい睡眠を心がけましょう。

ツボMEMO 湧泉【ゆうせん】、失眠【しつみん】

2章 温

カラダを温める健康のコツ

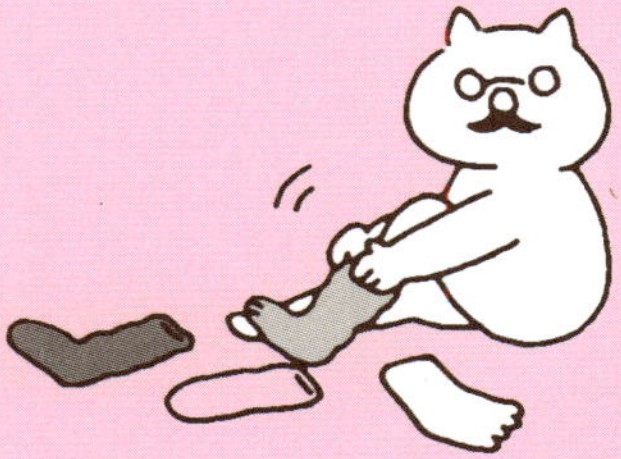

健康なカラダへの第一歩は
冷えをなくすことから。
カラダを温めるだけで、
長年悩んでいた不調が改善するかもしれないなんて
最高ではありませんか？
ここではすぐにできる
カラダを温めるコツを集めました。
さあ、冷えとり生活を始めましょう。

冷え　胃腸の不調　生理トラブル　婦人科系疾患

自分の冷えを自覚する

カラダによい理由

- 「冷え」を自覚していない人が多い。まずは冷え症を認識することが体質改善への第一歩。
- 手足が冷たい人だけが冷え症ではない。内臓が冷えている「隠れ冷え症」が急増中。

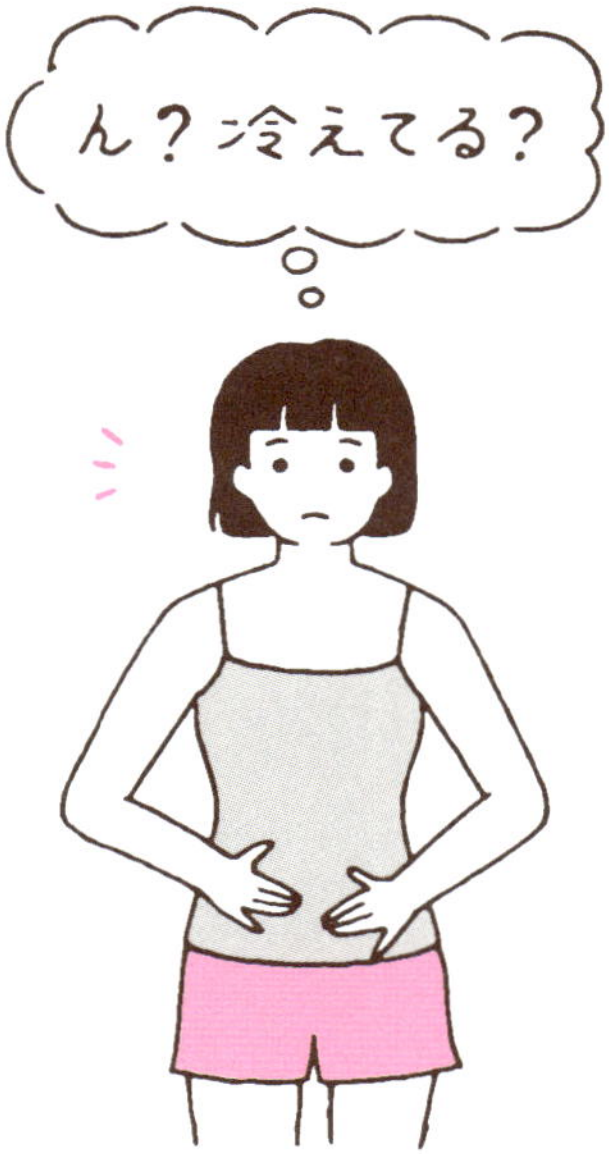

CHECK LIST

隠れ冷え症チェックリスト

- □ 直接お腹をさわると、冷たく感じる
- □ よく顔がほてったり、のぼせたりする
- □ 胃腸が弱い
- □ 冷たい飲み物をよく飲む
- □ 平熱が35度台
- □ 風呂は湯船につからず、シャワーのみ
- □ 肩こりがある

ひとつでもチェックがある人は隠れ冷え症の可能性が。冷えないように血流改善を心がけて。

「隠れ冷え症」が原因で内臓疾患に

「手足が冷たくないから、私は冷え症ではない」と思っているとしたら、それは勘違いかもしれません。お腹に手を当ててみましょう。ほかの皮膚よりも冷たく感じたら、それは「隠れ冷え症」の証拠。お腹、つまり内臓が冷えているのです。

自覚がないと冷え対策がおろそかになり、内臓の機能低下を招き、胃腸炎や膀胱《ぼうこう》炎、生理トラブルなどの婦人科系疾患のもとになります。

「ほてり」は冷えの注意信号

もし、ほてりが続いていたら、それは血行不良になっている足先を温めようと、カラダががんばって血液を巡らせようとしているのかもしれません。「のぼせ」や、足が冷えて頭部がのぼせる「冷えのぼせ」も、じつは冷えの症状。どちらもお腹を温めたり、足浴やマッサージをしたりして、血行を改善することが大切です。

冷え　デトックス　胃腸の不調　免疫力低下　ダイエット　二日酔い

温かい湯を、ゆっくり飲む

カラダによい理由

● 内臓温度を上げると、基礎代謝も上がる。
だから、冷えがやわらぐ。やせ体質になる。

● 体温に近い温かい湯は、
水に比べて胃腸への負担が少なく、吸収されやすい。
だから体内の毒素を、汗や尿、
便にして体外に排出してくれる。

電子レンジでお手軽バージョン

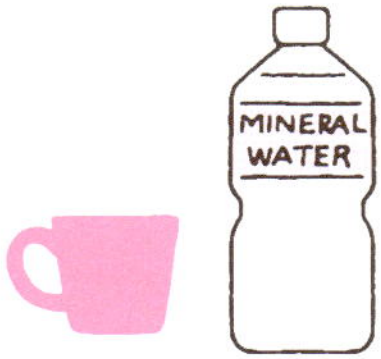

① 耐熱のマグカップにミネラルウォーターを入れる

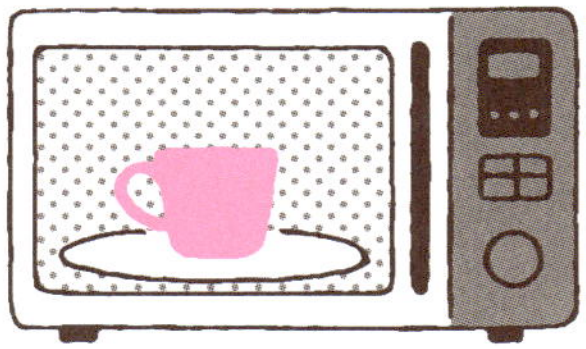

② 500Wの電子レンジで1分半ほど温める

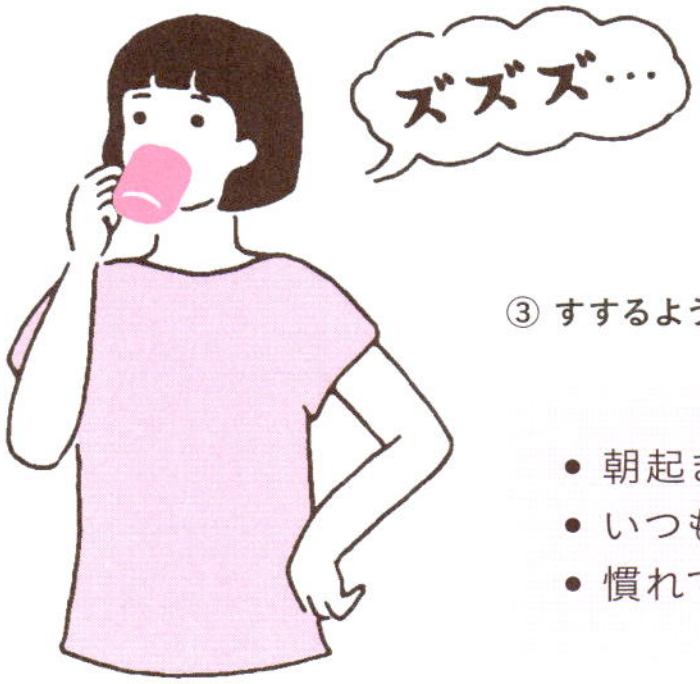

③ すするように少しずつゆっくりと、10分間かけて飲む

- 朝起きたらいちばんに飲むのがおすすめ。
- いつもより冷えを感じるなら、若干温度を高めにしても。
- 慣れてくると、だんだん甘く感じるように。

ダイエット効果もある優秀な飲み物

温かい湯とは、いったん沸騰させてから適温まで冷ました湯のことです。大体40～50度がよいでしょう。

できれば、ふだんの飲み物をすべて湯に切り替えたいところですが、まずは朝起きたときに10分間かけて飲んでみましょう。朝は胃腸が冷えていて消化力が落ちているので、一気に飲むと胃液が薄まり、逆に消化を妨げるため要注意です。

慣れると、体調によって味が変化するのがわかります。まずは続けてみてください。

一日700～800ミリリットルを目安に

「湯が健康によい」という考え方は、もともとインドの伝統医学、アーユルヴェーダのもの。そのなかでは、飲みすぎると腎臓への負担になるともいわれています。一日に飲む目安は700～800ミリリットルがよいでしょう。

ツボMEMO 上脘【じょうかん】、中脘【ちゅうかん】、下脘【げかん】

冷え　足のムレ　むくみ　デトックス　ゆがみ

5本指の靴下をはく

カラダによい理由

- 足指が1本ずつ温められることで、血液循環がよくなり足先の冷えが改善。
- 足指の間の汗を吸収するからムレない。におい対策、水虫防止にもなる。
- とくにシルク製は綿の1.5倍の吸湿性をもち、デトックス効果も高まる。

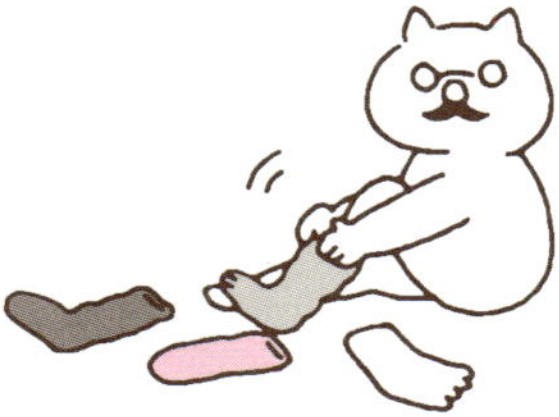

冷えを予防する重ねばきの例

① シルクの5本指靴下　② 綿の5本指靴下　③ シルクの先丸靴下　④ 綿の先丸靴下

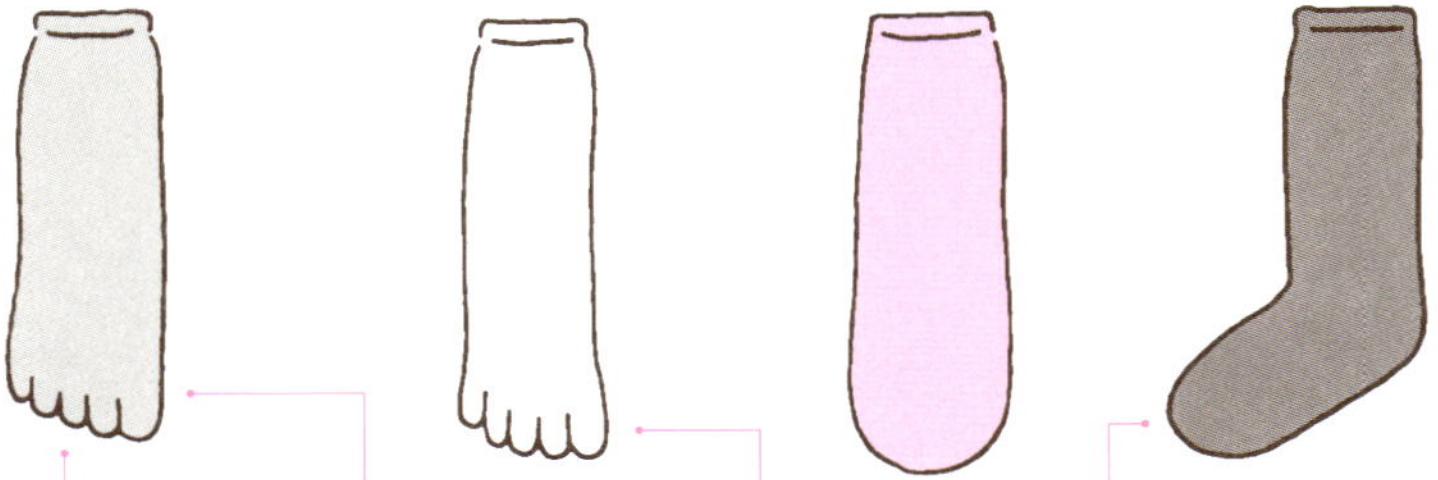

デトックスが進むと毒がシルクを溶かすため、シルクの靴下は破れやすくなる。

足の甲までしかない5本指の靴下もある。冬はタイツの下にはけて便利。ブーツでもムレにくい。

綿の靴下は、毒を吸ってくれる。夏は麻、冬はウールでもOK。

①〜④の順に重ねてはく。

SOCKS　冷え予防のほかに、むくみ予防などうれしい効果がたくさんある。

冷え予防以外にもいいこといっぱいの5本指靴下

冷え改善には、足先を冷やさないように、夏場でも室内で靴下をはくのが基本。なかでも5本指靴下は、冷え予防以外にもたくさんのメリットがあります。

ふつうの靴下は靴の中で指がひとつのかたまりのようになりますが、5本指靴下なら指の1本1本が独立して力が入りやすくなり、美しい姿勢にもつながります。

また、指の間の汗を吸収するので、夜になってもサラッとして悪臭も軽減されます。

シルク製が効果抜群

とくにおすすめなのが、シルク製の5本指。シルクのタンパク質は、人間の肌や筋肉をつくる成分とよく似ているので、肌なじみがよく、人間の皮膚と相性抜群なのです。1枚でもよいですが、重ねてはくとさらに冷え改善とデトックス効果を味わえます。一日を終えたあとの脚の疲労感も変わるでしょう。

ツボMEMO　気端【きたん】

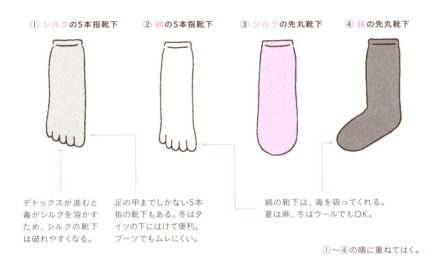

冷え　デトックス　肌荒れ　敏感肌　アレルギー

綿やシルクの下着を身に着ける

カラダによい理由

- 綿やシルクなど、天然素材の下着は**肌にやさしく、カラダを冷やさない。**
- シルクのタンパク質は、人間の皮膚組織に近い成分なので**肌にやさしい。デトックス効果も高い。**
- 化学繊維（ナイロン、ポリエステル）は摩擦が起こりやすく、肌荒れ・アレルギーの原因に。

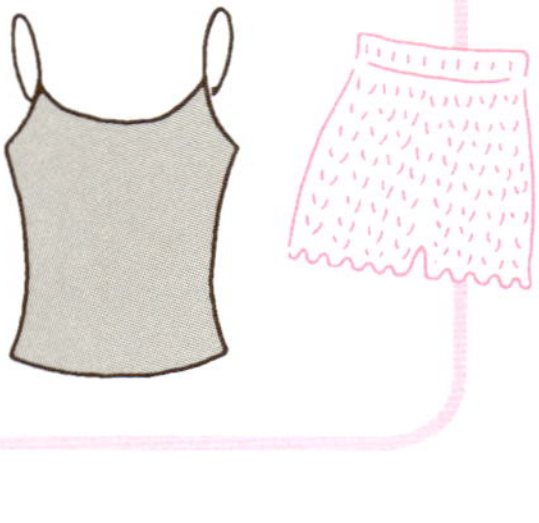

肌に密着する下着から『天然素材』に

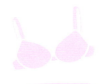

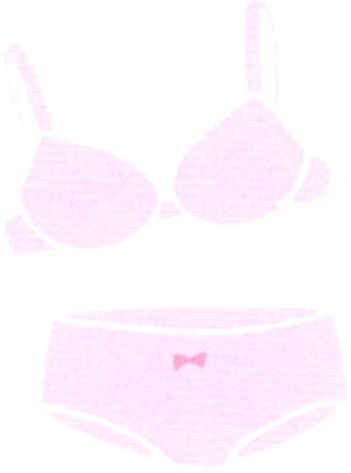

ブラジャー、パンツのゴムやタグが原因でかぶれるなら、素材を見直す。天然素材のかわいいデザインも増えている。

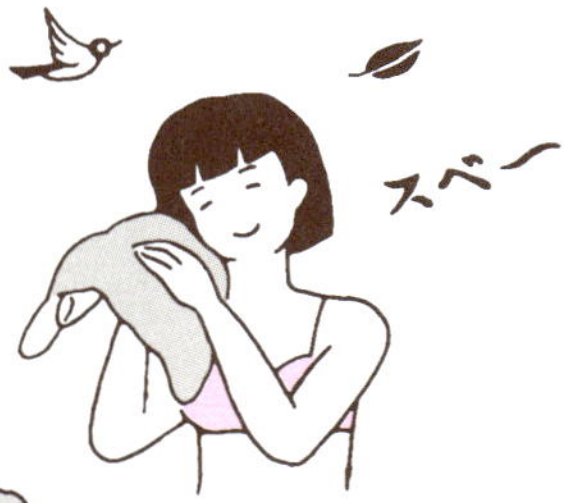

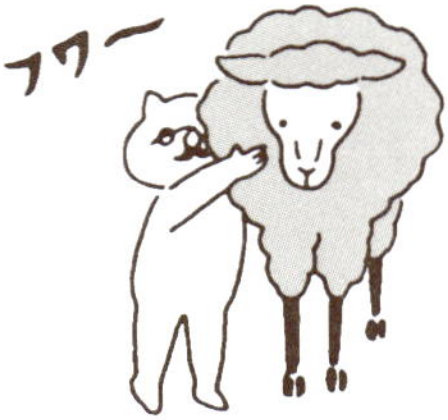

SILK

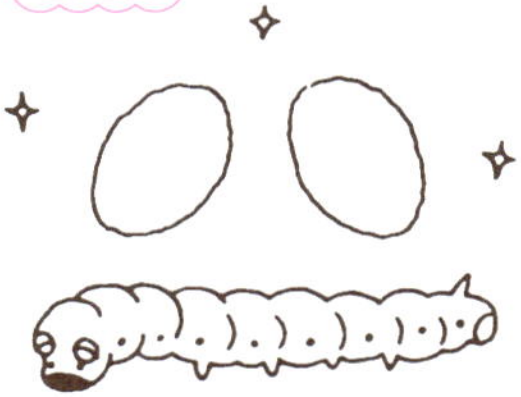

シルクは保温性、吸湿性が高く、除菌や防臭の効果もある。汗をかいてもサラッとしている。

WOOL

ウールは保温性にすぐれていて、通気性も高い。冬におすすめの素材。

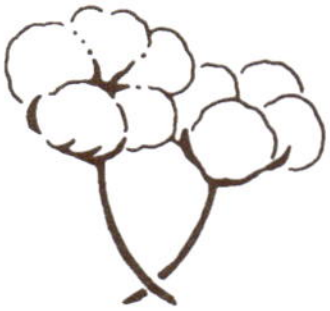

COTTON

綿は良心的な価格の商品が多く、手に入れやすい。オーガニックコットンの下着も増えている。

冷え予防におすすめの天然素材

カラダを温めるなら綿やシルクなど天然素材の下着がおすすめ。吸水性と保温性にすぐれた繊維。綿はただし、夏場などたくさん汗をかいたらすぐにとり替えないとカラダが冷えるので注意。

シルクは人間の肌に近いタンパク質でできているので下着として万能。一年中、身に着けられます。

ウールは保温性にすぐれているので冬場におすすめの素材。毛糸のパンツやレッグウォーマーにとり入れてみましょう。

化学繊維インナーのデメリット

化繊の衣類は保温性にすぐれていますが、吸湿性が低いのが欠点。カラダを温めてくれますが汗をかくことで、かえって汗冷えを起こすので要注意。また、化繊の原料は石油なので静電気が起きやすく、これが血行を悪くするという説も。

摩擦が起こりやすく、肌を傷つけやすいのでとくに敏感肌の人はさけたほうがよいでしょう。

ツボMEMO 肺兪【はいゆ】、外関【がいかん】、経渠【けいきょ】、列欠【れっけつ】

冷え　生理トラブル　婦人科系疾患　腰痛

冷えたら、「命門《めいもん》」「腎兪《じんゆ》」「太渓《たいけい》」のツボを刺激する

カラダによい理由

- 温めるパワーの強いツボだから、カラダの中から冷えをやわらげる。
- カイロをはったりするだけでよいので、手軽にツボを刺激できる。

冷え知らずのツボ 3選

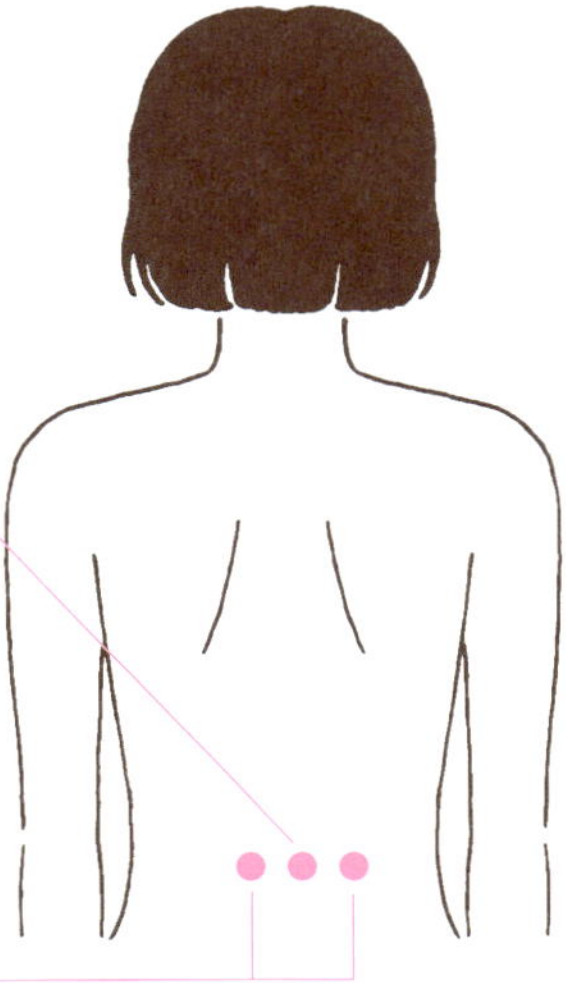

命門《めいもん》

おへその裏あたり、背骨の骨と骨の間にある。冷え症や腰痛に効果のあるツボ。

腎兪《じんゆ》

命門から指2本ぶん、外側にある。生殖機能、泌尿器などを司る腎の働きを高めてくれる、女性にとってうれしいツボ。

POINT

命門と腎兪は1列に並んでいるので、大きめの使い捨てカイロを貼っておくと3つのツボを同時に温められてよい。下半身をじんわり温めてくれる。

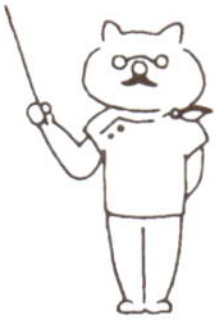

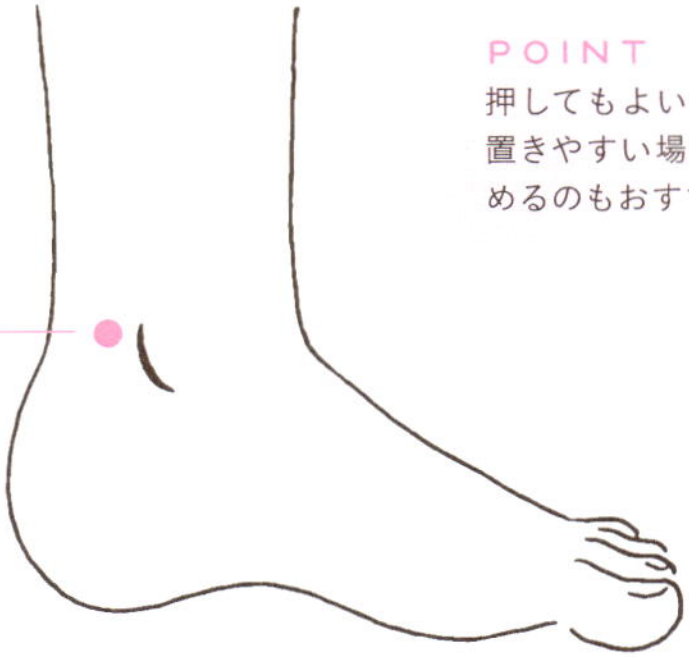

太渓《たいけい》

足の内側のくるぶしとアキレス腱《けん》の間にあるツボ。腎の働きを高め、下半身の冷えに効果抜群。

POINT

押してもよいが、お灸《きゅう》を置きやすい場所なので温めるのもおすすめ。

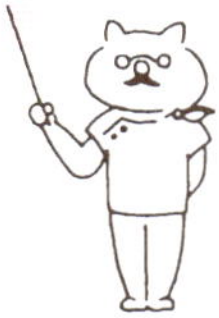

冷え　慢性疲労　リラックス

ツボ刺激に、お灸《きゅう》をとり入れてみる

カラダによい理由

- 温熱を利用したお灸は、指圧やマッサージよりもツボに強い刺激を与える。だから治療効果も高い。
- 血行がよくなって免疫力もアップ。自然治癒力も高まる。
- ひとりでもできる。

LET'S お灸!

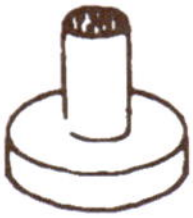

初心者は、台の上にもぐさがのっている「台座式」で、やさしい刺激の温熱タイプがおすすめ。もぐさの原料はよもぎで、「燃える草」が名称の由来。

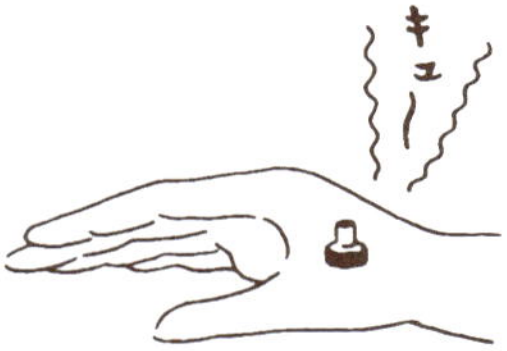
キュー

はじめてお灸をする人は万能のツボ「合谷《ごうこく》」から試してみる。

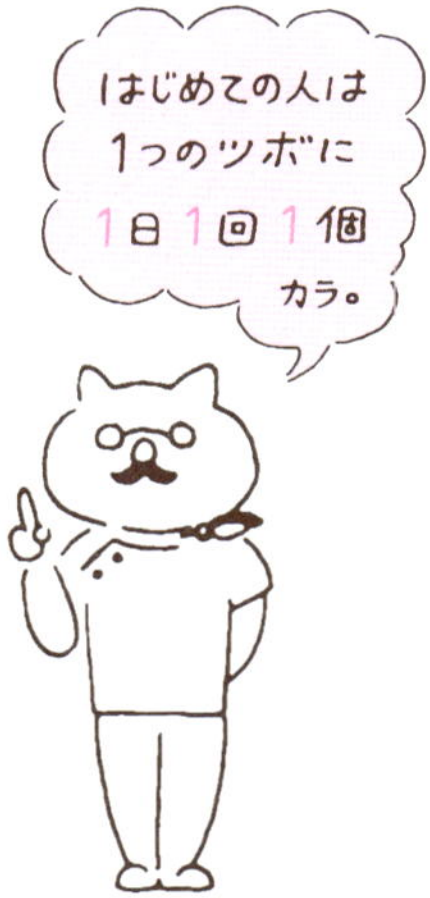
はじめての人は
1つのツボに
1日1回1個
カラ。

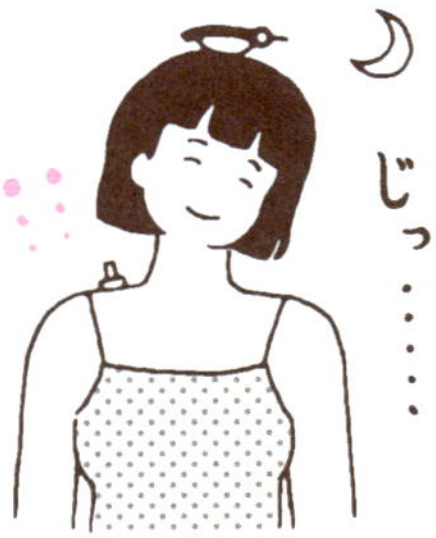
じっ……

火は4〜6分で消えるが、温熱効果は続くので、冷たくなるまでそのままに。

心地よいと感じられたら、徐々に個数を増やしていく。

かんたんにセルフケアできるお灸

お灸はもともと、約3000年前に中国で考案され、その後日本にもたらされた民間療法。熱でツボを刺激することで、諸症状を改善するものです。ツボを押すよりも、「熱」という強い刺激が加わることで、効果が高まります。お灸はめんどうで、お年寄りが用いるといったイメージですが、最近ではアロマの香りつきや、無煙タイプ、低温タイプ、火を使わないものなど、さまざまな商品があり、薬局で購入可能です。自宅で手軽にセルフケアができるので、ぜひ毎日の生活にとり入れてみて。

毎日のお灸でカラダの声を聞いて

お灸をするなら、リラックスした状態がベストですが、入浴後など血行がよくなっている状態だとあまり効果を感じられません。

また、毎日続けるのがベスト。日によって感じる熱さが異なるので、体調の変化に敏感になります。

ツボMEMO 合谷【ごうこく】、足三里【あしさんり】、肩井【けんせい】

冷え　免疫力低下

大きい筋肉、太い血管を温める

カラダによい理由

● 大きい筋肉がある「お腹」「お尻」「太もも」「二の腕」を温めると効率よく全身に熱が伝わる。

● 太い血管がとおる「首」「手首」「足首」を冷やさない。手足の末端ばかりを温めても、筋肉が少なく、おもに骨や腱《けん》なので非効率。

「ここ」を温めればカラダ全体が温まる!

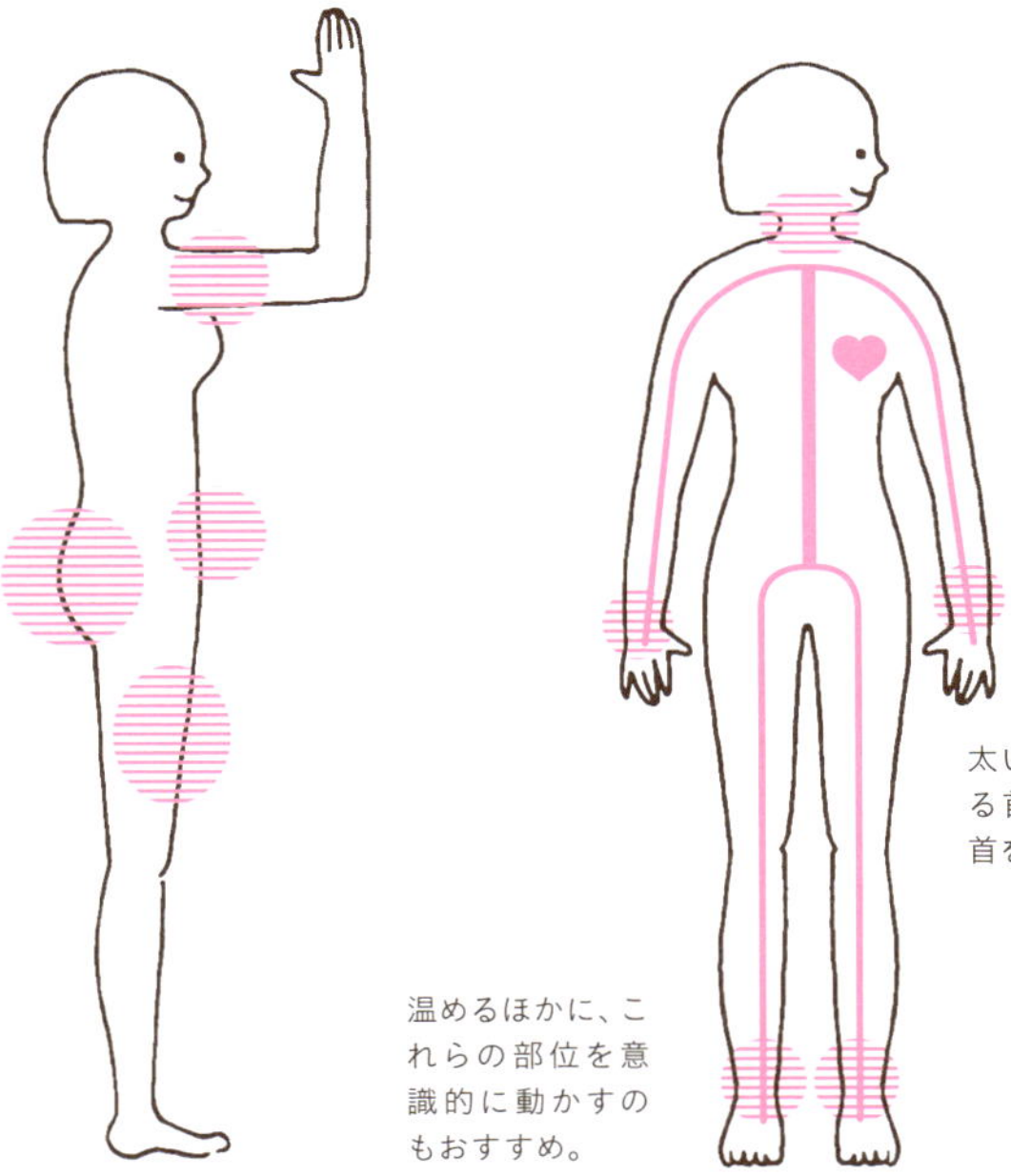
お腹、お尻、太もも、二の腕などの大きい筋肉を温める。
太い血管がとおる首、手首、足首を温める。
温めるほかに、これらの部位を意識的に動かすのもおすすめ。

温める場所を意識する

温めても、温めても、カラダが冷える。それは温め方が悪いのかもしれません。

効率的に温めるには、「お腹」「お尻」「太もも」「二の腕」などの大きい筋肉を温めること。また太い血管がとおる「首」「手首」「足首」を冷やさないようにしましょう。

細い血管は約0.01ミリの太さ。髪の毛の10分の1程度しかありません。血管が細いということは、流れる血液の量も少なくなります。なるべく太い血管のとおる場所に注目して、温めてみましょう。

太ももが鍵

カラダには、体温が下がらないように脂肪をため込み、保温する働きがあります。

とくに太ももは脂肪がたまりやすい部位で、よぶんな脂肪やセルライトは、冷えが原因のこともあります。「太ももが気になる……」という人は、積極的に温めて。

ツボMEMO 関元【かんげん】

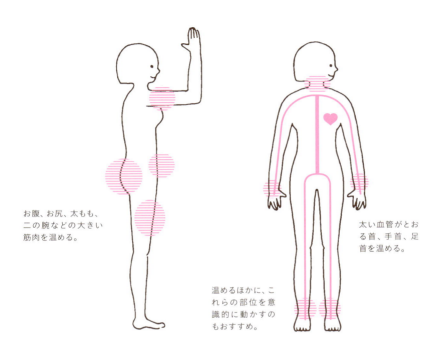

冷え　美肌　肩こり　首こり　眼精疲労

蒸しタオルを活用する

カラダによい理由

- 速攻で温めたいときは、蒸しタオルが便利。
- 肩や首に当てると血流がアップして、こり解消に。顔に当てると毛穴が開いて、肌の老廃物も除去される。目の上に置くとドライアイ解消にも。

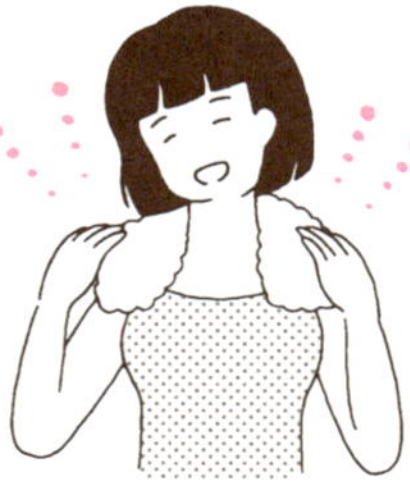

水で濡らしたタオルをしっかりしぼり、電子レンジで加熱（500〜600Wで約1分）すると、かんたんに蒸しタオルができる。

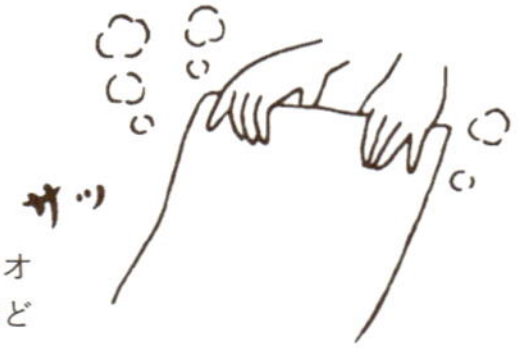

電子レンジからとり出したタオルは、一度すばやく広げてほどよい温度に。やけどに注意！

冷え　リラックス　腰痛　生理トラブル　胃腸の不調　不眠

湯たんぽを利用する

カラダによい理由

- 湯たんぽの保温性は、ずば抜けて高い。
- 電気毛布や石油ファンヒーターなどに比べて、乾燥もしない。

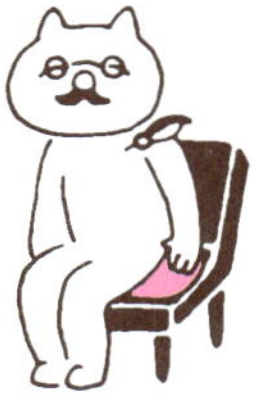

湯たんぽがない人は、耐熱ペットボトルでも。

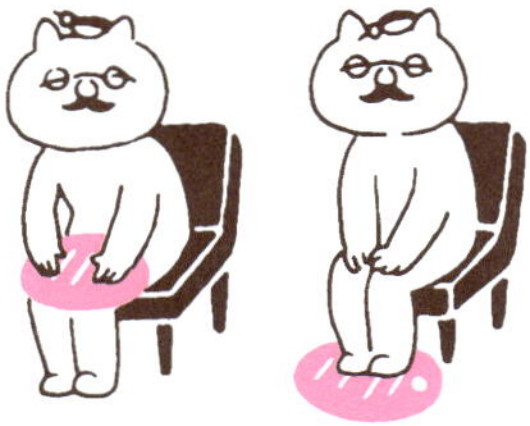

湯たんぽはじんわり温まる。

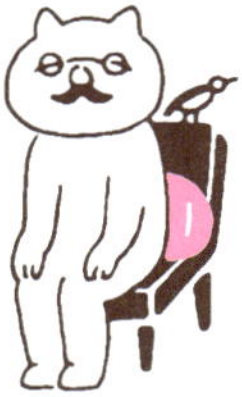

夏場は冷房の効いた室内で使用する。「ちょっと冷えたな」と感じたら、腰やお腹に当てる。

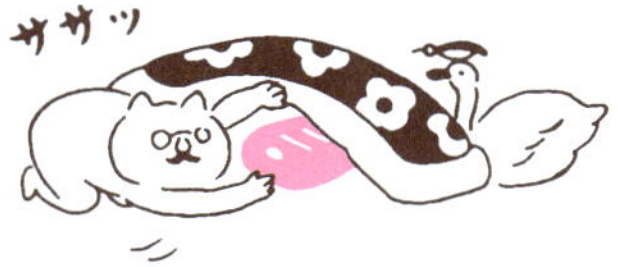

冬は就寝前に布団の中へ。暑かったら外に蹴《け》り出す。

ツボMEMO　関元【かんげん】

冷え　リラックス　気分転換

足浴、手浴をする

カラダによい理由

- 服を着たままできるから手軽。
- 手足の重要なツボを手軽に刺激できる。
- 手足が清潔に。フットケア、ハンドケアにもなる。

足浴・手浴の方法

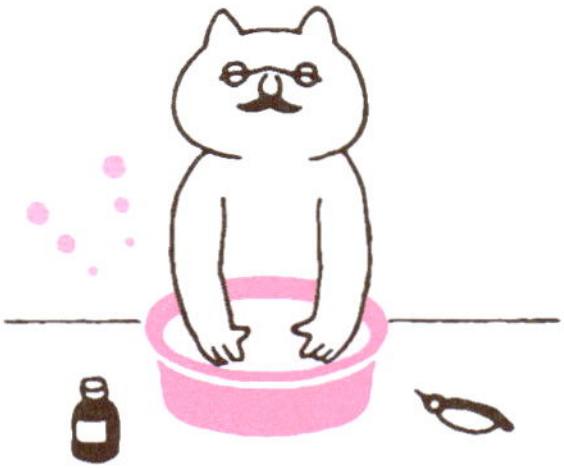

［手浴］
手首までしっかり温める。肩こりや目の疲れの緩和にも。足し湯を準備しておくとよい。

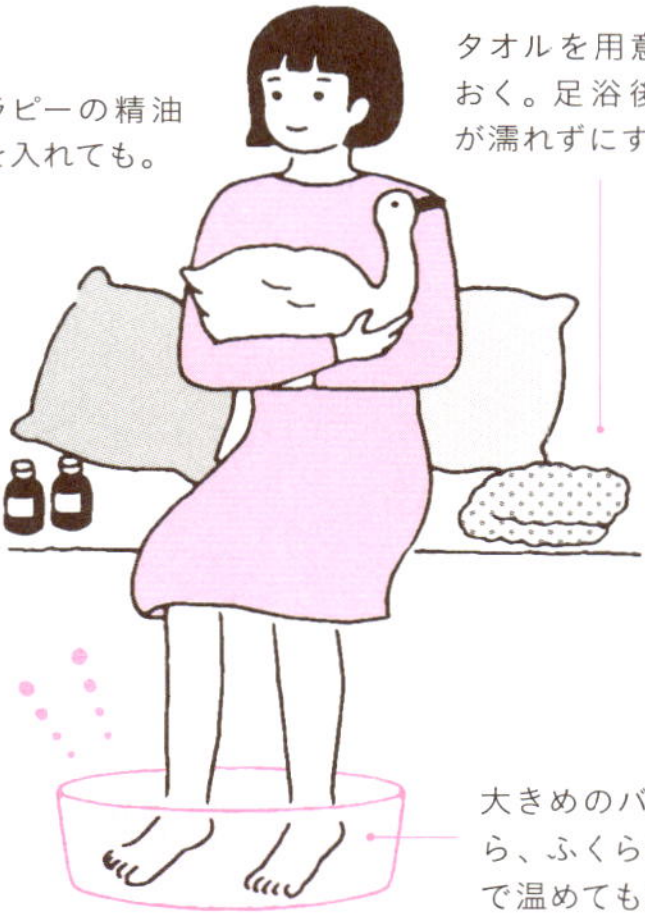
アロマテラピーの精油や天然塩を入れても。
タオルを用意しておく。足浴後、床が濡れずにすむ。
大きめのバケツなら、ふくらはぎまで温めてもOK。

① 洗面器、またはバケツに湯をはる。温度は40～42度。風呂の温度より若干高めに。

② 15分ほど足や手をひたす。

③ ぬるくなってきたら湯を追加する。

［足浴］
くるぶしの上くらいまでを湯にひたすと、足から全身が温まる。三陰交《さんいんこう》のツボを刺激すると生理痛にも効果的。足浴後はすぐに靴下をはき、せっかく温めた足を冷やさないように。

服を着たままで風呂と同じくらい温まる

洗面器やバケツに手足をつけるだけで冷えを改善してくれるのが手足の部分浴。病中病後で風呂に入れないけれどカラダを温めたいときや冷えを感じたときに、服を着たままでも手軽にできます。全身浴と比べて心臓にも負担がかかりません。湯に手足をつけながら、冷えに効くツボを押したり、マッサージしたりすると、さらに効果がアップします。

精油や塩を入れてリラックス&血行促進

リラックス効果を高めるなら、アロマテラピーの精油を2～3滴たらしてみましょう。好みの香りでもよいですし、冷え、不眠、生理痛など自分の抱える不調を改善してくれる精油をプラスしても（P.216参照）。

また、天然塩には血行促進効果があるので、ひとつかみ入れてみるのもおすすめです。

ツボMEMO 湧泉【ゆうせん】

冷え　慢性疲労　むくみ　肩こり　腰痛　デトックス　美肌

入浴剤は、炭酸入浴剤

カラダによい理由

- 湯に溶けた炭酸ガス（二酸化炭素）が皮膚に浸透。すると、血管を広げ血流をよくする。
- 血行がよくなって肩こり、腰痛の軽減に。
- 炭酸が肌の皮脂や古い角質を吸着してくれる。

おうちでできる! 炭酸入浴剤のつくり方

ふぅ〜
重曹2 + クエン酸1
泡が消えても、ゆっくりと20分ほど湯につかる。湯の炭酸効果は1時間半〜2時間持続する。
アロマテラピーの精油を入れても。

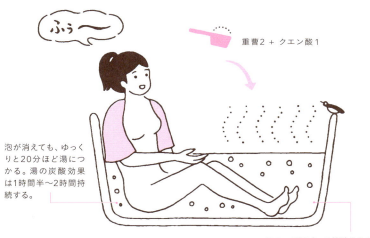

① 重曹（ベーキングパウダーでも可）大さじ2、クエン酸大さじ1を混ぜ合わせる。
② 38〜40度のぬるめの湯に①を入れる。

炭酸ガスが血行をよくする

入浴剤を使うなら、炭酸入浴剤がおすすめです。湯に溶け込んだ炭酸ガスは皮膚に入って血管を広げる作用があります。そのため血行がよくなり、冷え症の改善に。泡がブクブク出ているときのほうが効きそうですが、じつは泡が消えて炭酸ガスが湯によく溶け込んでからのほうが効果的。ふくらはぎマッサージやツボ押しなどを行いながら、ゆっくりつかりましょう。

効果は泡が消えてからも1時間半〜2時間ほど持続します。

デトックス効果も抜群

炭酸にはタンパク質を吸着する働きがあります。つまり、肌の古い角質や老廃物を除去してくれる、デトックス効果があるのです。

おだやかな炭酸ではありますが、クエン酸と重曹で手づくりも可能です。この2つの物質は水あかをつきにくくするので、湯船がピカピカになるうれしいおまけも。

ツボMEMO 陰陵泉【いんりょうせん】、三陰交【さんいんこう】、承山【しょうざん】

風邪の初期症状　頭痛　肩こり　腰痛

風邪をひいたら「葛根湯《かっこんとう》」を飲み、風呂で汗をかく

カラダによい理由

- 「葛根湯」は血行や発汗を促し、代謝を高める。
- 風邪の初期症状に効く。
- 一般の風邪薬と異なり、眠くならない。
- 血行がよくなるので、頭痛や肩こり、腰痛にも効果を発揮。

葛根湯に含まれる生薬

葛根湯には次の生薬が入っている。
この7つの生薬が作用して効果を発揮する。

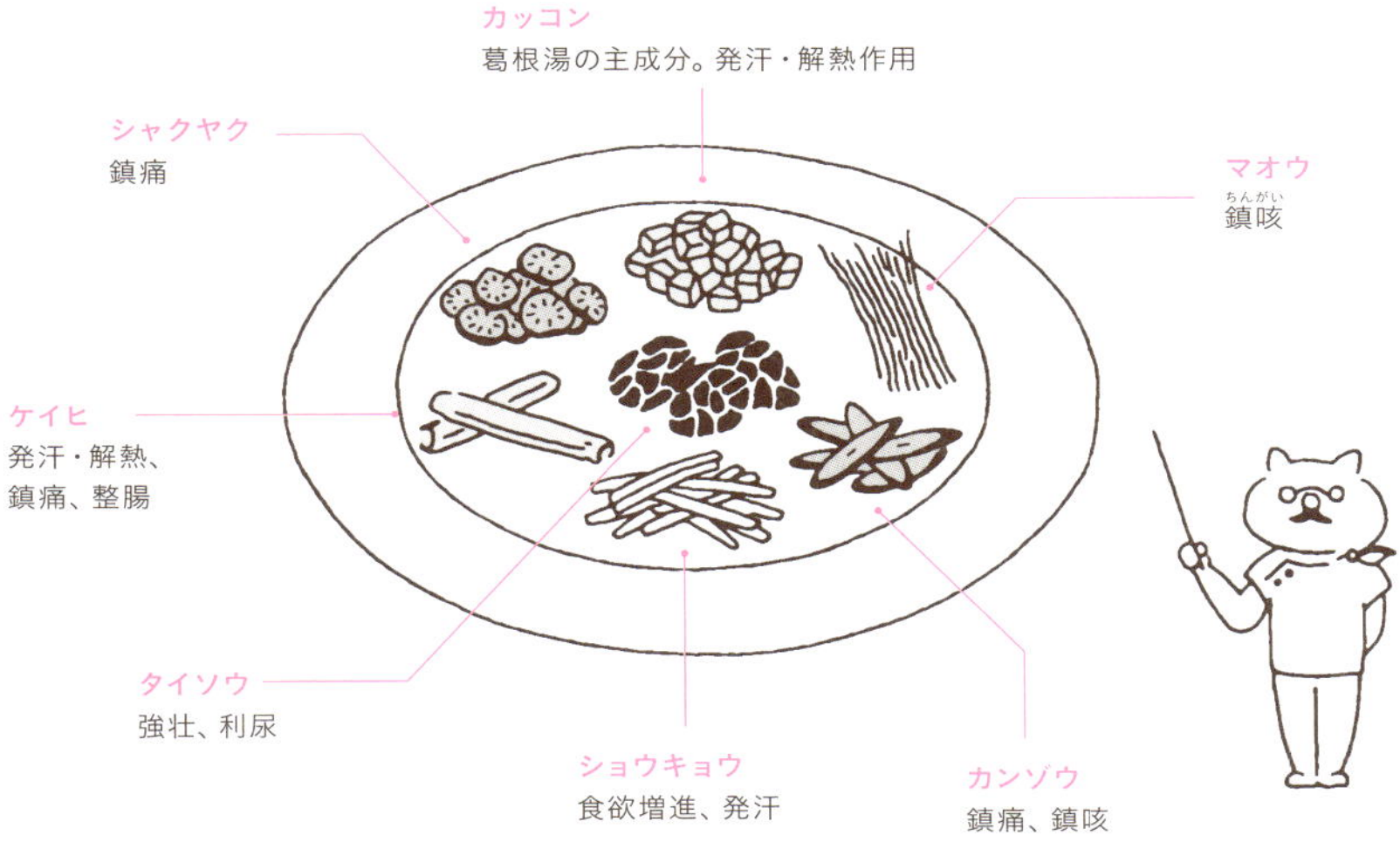
カッコン
葛根湯の主成分。発汗・解熱作用
シャクヤク
鎮痛
マオウ
鎮咳《ちんがい》
ケイヒ
発汗・解熱、
鎮痛、整腸
タイソウ
強壮、利尿
ショウキョウ
食欲増進、発汗
カンゾウ
鎮痛、鎮咳

葛根湯の効果的な飲み方

- 寒気や関節の痛みなど、風邪の初期症状が出たらすぐに服用する。
- 服用は食前・食間など空腹時に。
- 温かい湯で飲むとよい。
- 服用したら風呂に入って、発汗。体内から悪いものを出すイメージで。

悪寒を感じたら、葛根湯

「葛根湯」は風邪に効く有名な漢方薬です。血流、発汗を促す特徴をもち、代謝がよくなり風邪の初期段階に服用すると効果的です。

葛根湯は、約1800年前に中国で著された漢方の古典『傷寒論《しょうかんろん》』にも記述されている、歴史ある漢方薬です。

江戸時代にはどんな病人にも葛根湯を処方する医者のことを「葛根湯医者」といったそう。当時から、適用範囲が広く、効果的な薬だったのでしょう。

風呂に入って、さらに汗をかく

風邪のひき始めなら、葛根湯を服用し湯船に入ってカラダを温めるのがおすすめです。体温を上げて汗をかいて風邪のウイルスを撃退するためです。

正しく服用すれば治りが早く、ダラダラと飲み続ける必要もありません。非常にキレのよい漢方薬です。

ツボMEMO 風池【ふうち】、外関【がいかん】

冷え　ダイエット　風邪の初期症状

ショウガを食べる

カラダによい理由

- 冷えには「乾燥」もしくは「加熱」させたショウガがポイント。血行を促進してくれる。
- 体脂肪を分解してくれるから、ダイエットにも効く。
- 生のショウガは、風邪の初期症状を緩和。

乾燥ショウガのつくり方

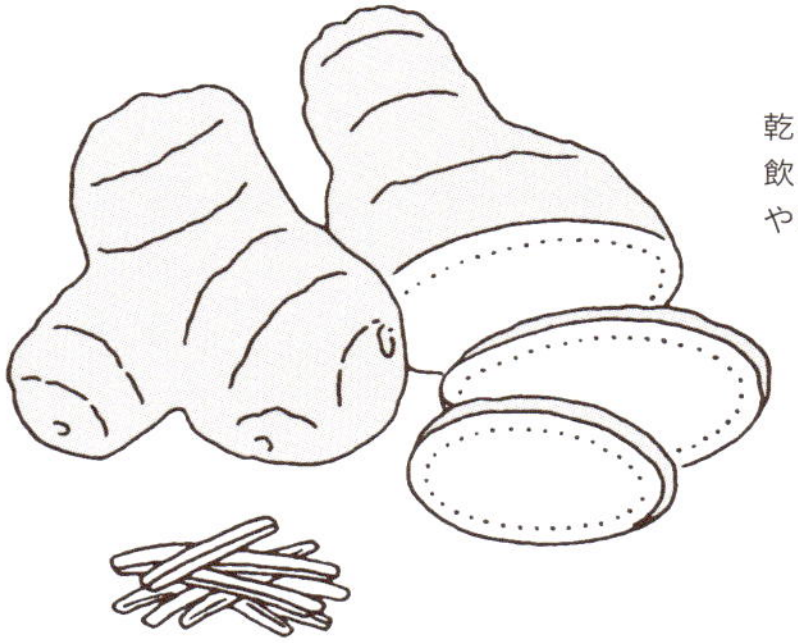

乾燥したショウガは、そのまま飲み物に入れたり、刻んで料理や調味料に入れたりして使う。

① ショウガの皮はむかずに洗う。水気をふいたら、なるべく薄くスライスする。

② 耐熱皿に薄切りにしたショウガを重ならないように並べる。

③ 500Wの電子レンジで5～7分間加熱する。加熱しすぎるとショウガが燃えるので注意。様子を見ながら行う。

④ 電子レンジから出したショウガを、ペーパータオルを敷いたざるに並べて、冷蔵庫に1～2日間入れたらできあがり。

生のショウガは表面を温める

ショウガが風邪や冷えによいことはよく知られています。ただし、食べ方によって効果に違いがあります。

生のショウガはカラダの「表面」を温め、発汗させる働きがあります。生のショウガを食べると、手足がポカポカしますが、これはジンゲロールと呼ばれる成分の働き。風邪の初期症状にも効果的です。

冷え対策には乾燥・加熱したショウガを

一方、乾燥させたショウガはカラダの「中」から温めます。これは、ショウガオールという辛味成分の働きで、血管を広げ、血流を促してくれます。生のショウガに含まれていたジンゲロールが乾燥、加熱することでショウガオールに変化するため、効果も変わるのです。

冷え解消には、ショウガは乾燥か加熱と覚えておきましょう。

冷え　胃腸の不調　生理トラブル

冷える食材はさける

カラダによい理由

- 夏野菜、ナス科の野菜（ナス、トマトなど）は、カラダを冷やすので要注意。
- バナナやマンゴーなど、暑い国で収穫される果物も冷えのもと。
- 糖質はカラダを冷やすので、とくに冷たいデザートは控える。

カラダを温める野菜

HOT

冬野菜、寒い土地で収穫された野菜、根菜はカラダを温める。

例 ニンニク、カボチャ、タマネギ、ニラなど

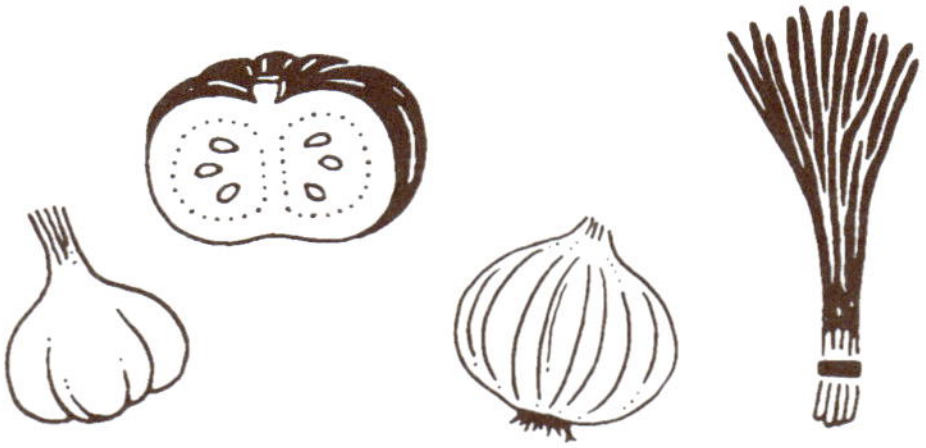

カラダを冷やす野菜

COOL

夏野菜、暑い土地で収穫された野菜はカラダを冷やす。

例 トマト、キュウリ、ナス、セロリ、レタス、ダイコンなど

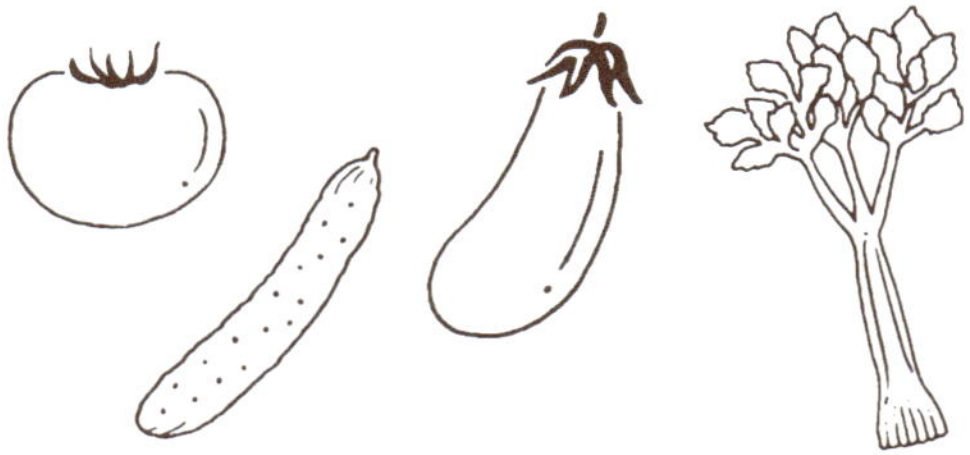

野菜ジュースはさける。とろみがあって胃腸にとどまりやすいので、お腹が冷えやすい。液体なら、温かいスープのほうがよい。

夏野菜をさけて冬野菜をとる

東洋医学では食材を、カラダを温める「陽」、冷やす「陰」、その中間の「平」に分けています。見分けるポイントは、収穫場所と旬。基本的に暑い地方で収穫された果物や野菜、夏が旬の食材はカラダを冷やします。だから**夏場の野菜はなるべく温サラダにして食べたいもの**。反対に、寒い土地で穫れたものや、冬が旬の食材にはカラダを温める作用があります。また、根菜類も大地のエネルギーを吸収しているため温め効果が抜群。色のおもな傾向からは、**「赤・黒・オレンジ」は温める、「青・白・緑」は冷える**と覚えておいて。

食事に薬味を積極的にとり入れて

薬味でよく使われるネギ、ショウガ、ニンニクは、血の巡りをよくしてカラダを温める効果があります。積極的に薬味として、料理に添えましょう。ショウガは乾燥、もしくは加熱したものに。

3章

食

バランスよく食べる健康のコツ

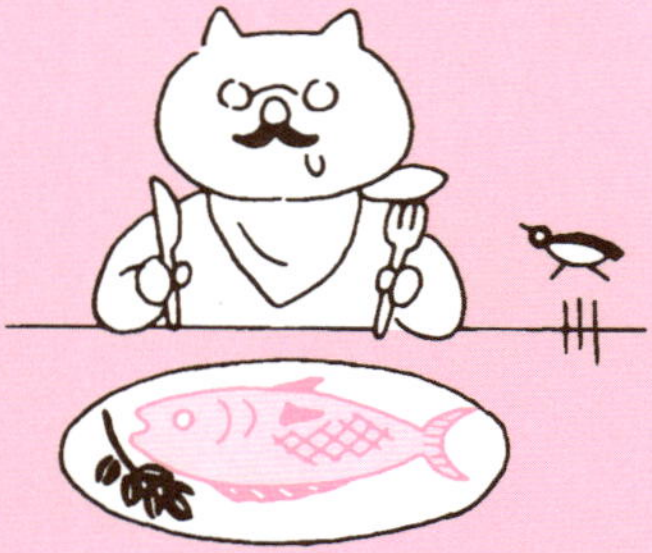

「バランスよい食事なんて、
わかっちゃいるけど実現できない」
そんなふうに思っていませんか？
何も特別な献立は必要ありません。
ここではかんたんな食のコツを集めました。
食材だけでなく
漢方薬やサプリメントもとり入れて、
カラダの内側から健康になりましょう。

冷え　生理トラブル　婦人科系疾患　頭痛　めまい　デトックス

女性には「当帰芍薬散《とうきしゃくやくさん》」「桂枝茯苓丸《けいしぶくりょうがん》」「加味逍遙散《かみしょうようさん》」の3つの漢方薬

カラダによい理由

- 漢方薬は女性ホルモンの乱れによるイライラ、だるさ、不安や悲しみなど、病名のつかない「未病」を改善してくれる。
- 冷えや肩こりなど、対症療法では根本的に治りにくい症状が得意分野。体質そのものを改善する。

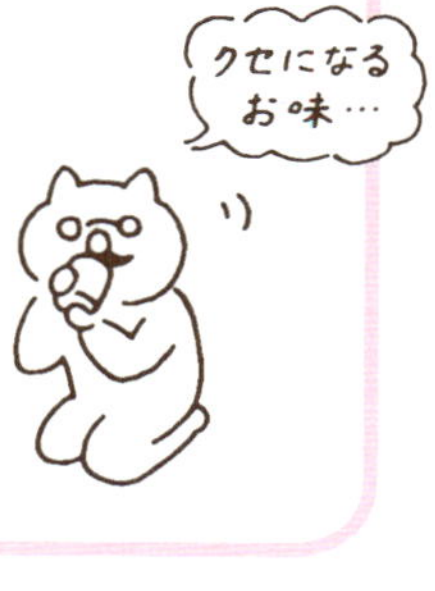

生理痛、生理不順、更年期障害など

女性にぴったりの3つの漢方薬

当《とう》帰《き》芍《しゃく》薬《やく》散《さん》

虚弱体質で貧血ぎみ。めまいやむくみ、肩こりがある人に。

桂《けい》枝《し》茯《ぶく》苓《りょう》丸《がん》

体力は中程度。上半身がのぼせ、足が冷える人に。

加《か》味《み》逍《しょう》遙《よう》散《さん》

肩がこって疲れやすく、精神不安やいらだちなどがある人に。

漢方薬の選び方

- 自分の症状に合ったものを選ぶ。迷ったら専門医に相談する。
- 体質改善が目的なら、最低でも2〜3か月は飲み続ける。すぐに効かなくても継続してみる。
- 味が合わないものは、体質に合わない場合もある。飲みやすさもポイントのひとつ。
- カンゾウを含む漢方薬は多量に摂取すると副作用が出る場合がある。2種類以上飲まないようにする。

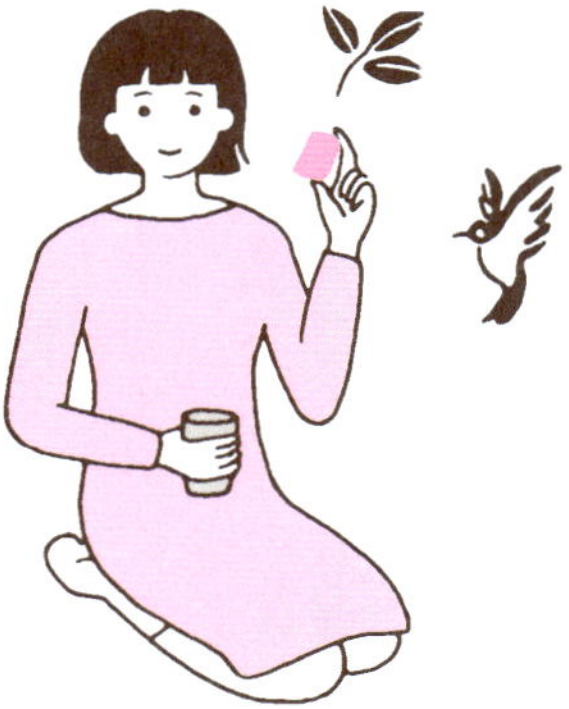

※その他の漢方薬についてはP.215を参照。

ひとつの漢方薬でさまざまな症状を改善

漢方薬は中国から伝わった医学をもとに、日本で独自の発展をとげた伝統医療です。カラダを構成する「気(元気・気力)」「血(血液)」「水(血液以外の体液やリンパ液)」の流れを重視し、これらのバランスが崩れたときに漢方薬を用いて整えます。

冷え、むくみ、生理不順など女性特有の症状は、じつは漢方の得意分野。女性ホルモンのバランスを整え、血流をよくする生薬がたくさん含まれているからです。西洋医学の薬は「生理痛ならアスピリン」というようにピンポイントに効果をもたらす薬を用いますが、漢方薬はひとつの薬剤の中にさまざまな生薬が入っているのが特徴。たとえば当帰芍薬散は、シャクヤク、ソウジュツなど6つの生薬を調合した薬で、シャクヤクには鎮痛効果、ソウジュツには整腸作用や利尿・発汗作用があります。ひとつの漢方薬を飲むことで、さまざまな不調に同時にアプローチできるのです。

ツボMEMO 陰谷【いんこく】、合谷【ごうこく】、陽陵泉【ようりょうせん】

美肌　ストレス　アンチエイジング　慢性疲労

「ビタミンC」は2〜3時間ごとに摂取する

カラダによい理由

- ビタミンCは体内にため込めないので、サプリメントで2〜3時間ごとに摂ると効果的。
- ちょっとしたストレスを感じるだけで、ビタミンCは大量に消費される。こまめに摂れば、ストレスを跳ね返す力を蓄えられる。

LET'S ビタミンC生活

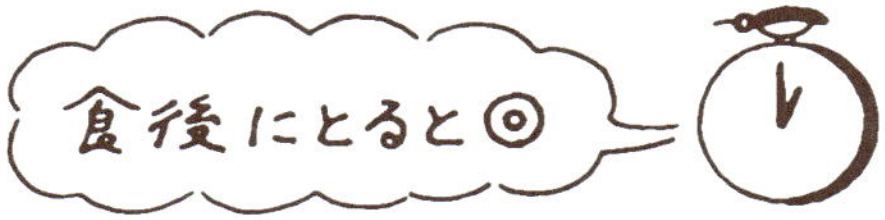

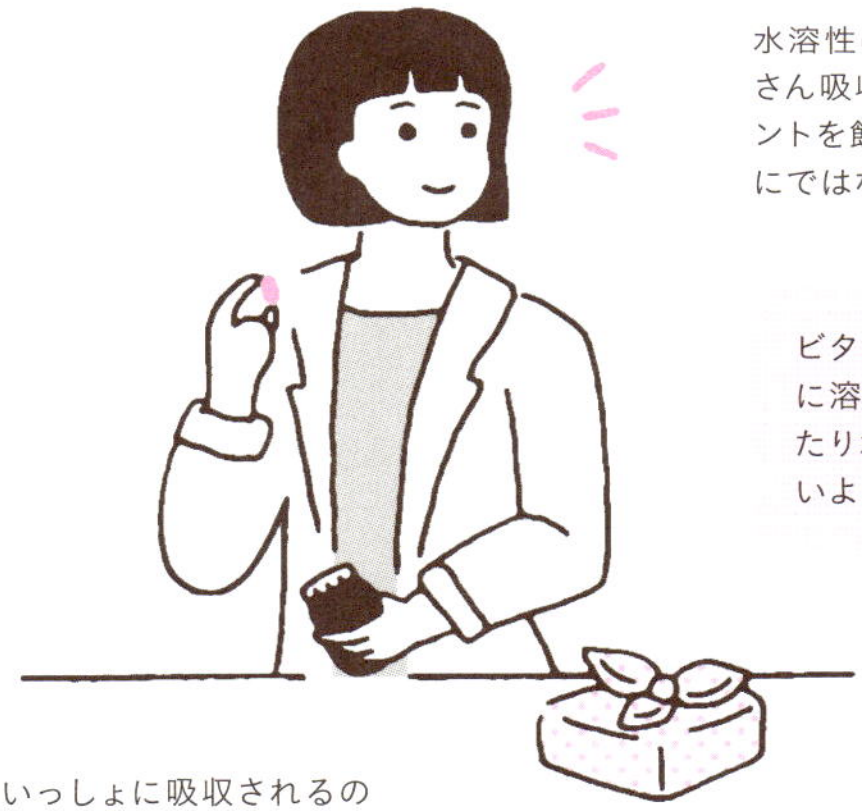

水溶性のビタミンCは、一度にたくさん吸収できない。だからサプリメントを飲むなら、一日の分量を一度にではなく、こまめに摂取する。

ビタミンCは熱に弱く、水に溶けやすい。加熱しすぎたり水につけすぎたりしないように注意。

食べたものといっしょに吸収されるので、食後にサプリメントを摂るのがベスト。「食後にビタミンC」を習慣にして。

美容と健康に欠かせないビタミンC

コラーゲンの合成に重要な役割を果たしたり、メラニンの生成を抑えてくれたりするビタミンCは、きれいのもとをつくってくれます。ビタミンは体内でつくり出すことができないので、食材から摂る必要があります。ビタミンCの多い食材は赤ピーマンで、1個（100グラム）に170ミリグラムのビタミンCが含まれます。

　ビタミンCの摂取量の目安は1日100ミリグラムですが、美肌などカラダへのプラス効果を目的に摂るとしたら1日2000ミリグラム以上は摂りたいところです。ただし、ビタミンCは水に溶けやすく、カラダに蓄積できないのが難点。2000ミリグラムの量を一度に摂ってしまうと、半分以上が無駄になってしまうので、2~3時間ごとにこまめに摂るのがポイントです。食物だけではなく、サプリメントも上手に利用しましょう。

貧血　慢性疲労　生理トラブル　髪のパサつき　抜け毛

鉄分は、吸収率の高い「ヘム鉄」を選ぶ

カラダによい理由

- 貧血予防には「ヘム鉄」。「非ヘム鉄」の5〜6倍も吸収率が高い。
- 髪のパサつきや抜け毛は鉄分不足が大きな原因。「ヘム鉄」で潤いのあるツヤ髪に。
- 鉄分が不足すると、酸素が体内にいき渡らない。「ヘム鉄」の補給で酸素不足による疲れが解決。

ぼくたち、「ヘム鉄」!

生理の前後だけでなく、
日常的に鉄分摂取を。

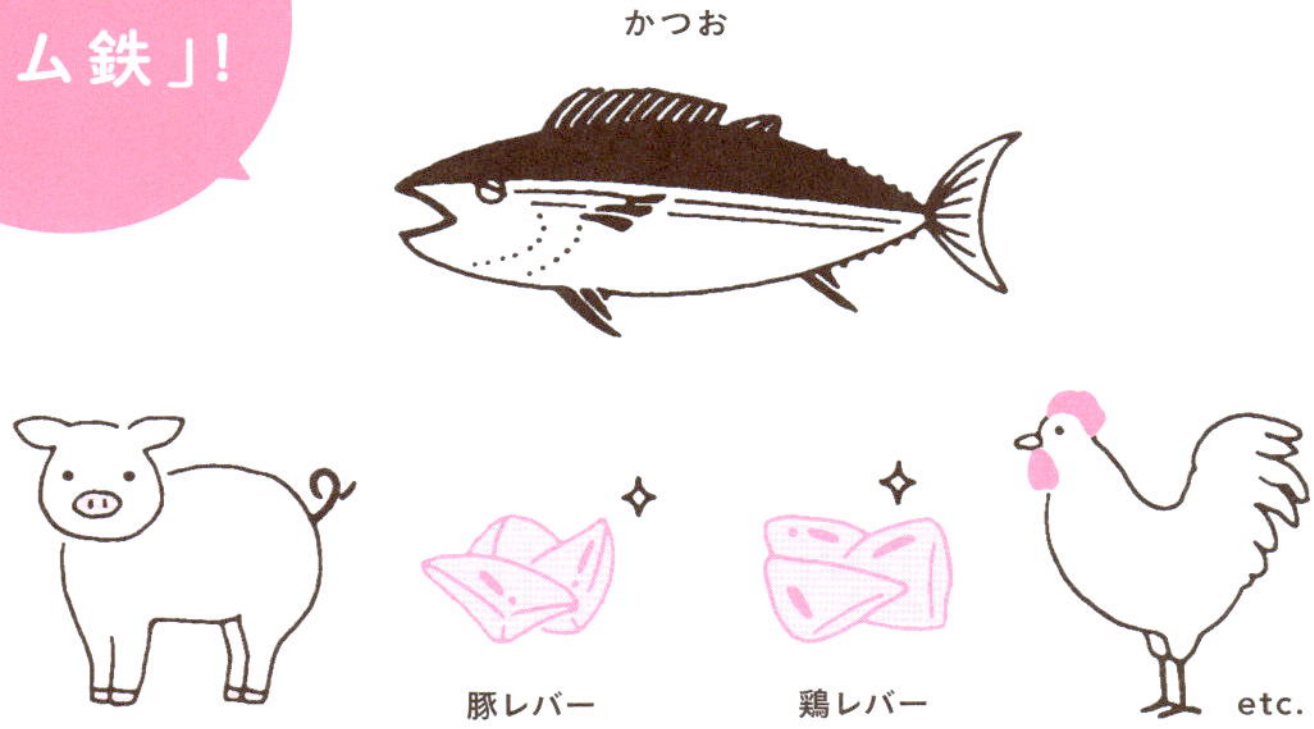

POINT

- ほうれん草や小松菜などの非ヘム鉄を含む食材は、ビタミンCといっしょに摂ると吸収率が上がる。
- サプリメントは「ヘム鉄」と表記されているものを選ぶ。
- 鉄製のフライパンや鍋で調理すると、料理に鉄がしみ込み、鉄の補給になるといわれる。

動物性食品に含まれる「ヘム鉄」が優秀

女性は生理で毎月一定量の血液が体外へ排出されるので、どうしても鉄分が不足ぎみになります。鉄分が不足するとカラダがダルいなどの体調不良や髪の毛のパサつき、抜け毛などの症状が現れます。

鉄分を補給する際にはポイントがあります。じつは鉄分には2種類あり、ひとつは動物のレバーや牛肉の赤みなど動物性の食物に含まれる「ヘム鉄」。そしてもうひとつはほうれん草、小松菜、大豆などに含まれる植物性の「非ヘム鉄」です。鉄分補給のために摂るなら断然動物性のヘム鉄のほうが優秀で、吸収率は非ヘム鉄の5〜6倍です。非ヘム鉄を摂取する際は、ビタミンCといっしょに摂ると、吸収率を高められます。

しかし、食材だけではなかなか補い切れません。「ヘム鉄」と表示されたサプリメントを選び、食後に決まった用量を飲むようにしましょう。

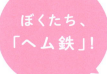

情緒不安定　イライラ　筋肉疲労　骨粗しょう症

イライラ、ピクピクしたら「カルシウム」

カラダによい理由

- カルシウムは骨だけでなく、神経の働きにも関与。不足すると情緒不安定に。カルシウムの摂取でイライラを防げる。
- 筋肉の収縮をコントロールしているカルシウム。まぶたのピクピクは、カルシウム不足が原因のことも。
- カルシウムを摂って、将来の骨粗しょう症を予防する。

カルシウムは小魚やチーズ、牛乳などの食べ物に多く含まれている。上手な摂り方は、カルシウムの働きを助けてくれるビタミンD、マグネシウムといっしょに摂ること。タバコはカルシウム不足の原因に。

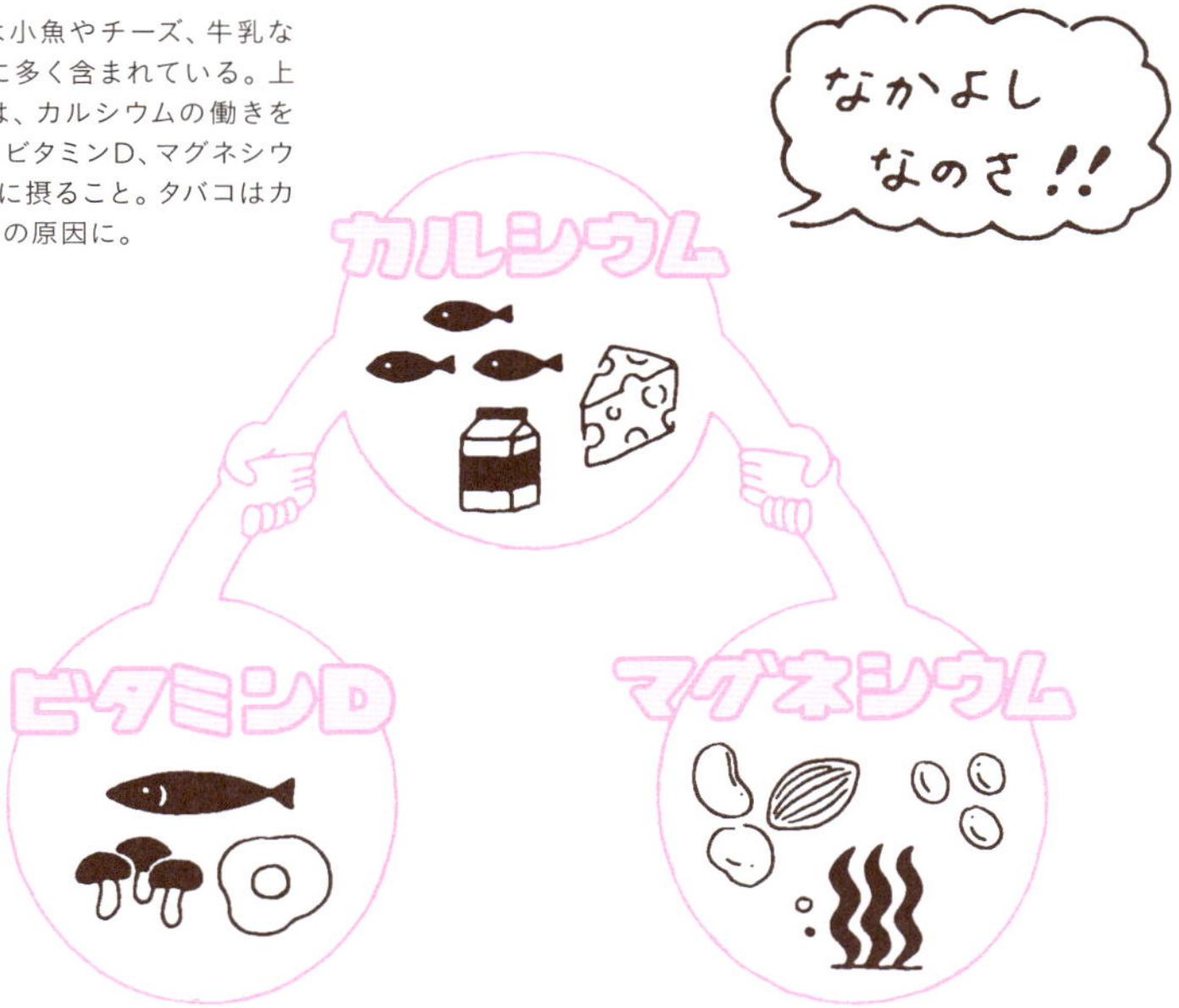

ビタミンDはカルシウムの吸収を高める働きがある。イワシなどの青魚、キノコ、卵に多く含まれている。

マグネシウムはカルシウムとともに骨や歯の形成に必要な栄養素。カルシウム2:マグネシウム1の割合で摂るのが理想的。大豆、アーモンド、ひじき、わかめなどに多く含まれている。

イライラ、ピクピクはカルシウム不足の危険信号

カルシウムは日本人に足りない栄養素のひとつ。日本の土壌や河川にミネラルぶんが少ないことや、食生活の変化が原因といわれています。カルシウムは骨をつくるために大切な栄養素ですが、同時に筋肉の収縮や、脳の神経細胞の働きにも関係しています。そのため、カルシウムが足りなくなると、筋肉活動が低下してまぶたがピクピクとけいれんしたり、足がつったりするようになります。

また、脳の細胞の働きをコントロールできなくなって、イライラしたり、もの忘れがひどくなったりすることも。

骨粗しょう症になる前に

骨がもろくなってもなかなか表に現れません。骨粗しょう症になってからやっとカルシウム不足に気づくのでは手遅れ。毎日の生活の中でピクピク、イライラなどちょっとしたカラダの変化を感じたら、カルシウム不足を疑ってみましょう。

美肌　アンチエイジング　しみ　しわ　肌荒れ

美容には「ビタミンC、ビタミンE」「コエンザイムQ10」

カラダによい理由

- ビタミンC、ビタミンEは、強力な抗酸化作用があり、肌トラブルに効果的。しみ、しわの予防にも。
- コエンザイムQ10は、ミトコンドリアに働きかけて、細胞が酸化しないように守ってくれる。アンチエイジング効果が高い。

NO MORE サビ!

体内にとり込まれる酸素の一部が活性酸素となり、皮膚の老化や疲労など、カラダをサビつかせる原因に。活性酸素に対抗するには、抗酸化作用を高める習慣を身につけよう。

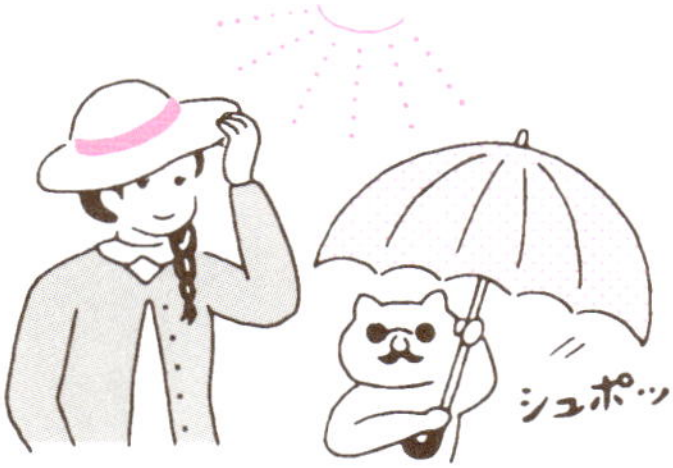

紫外線を浴びないようにする。

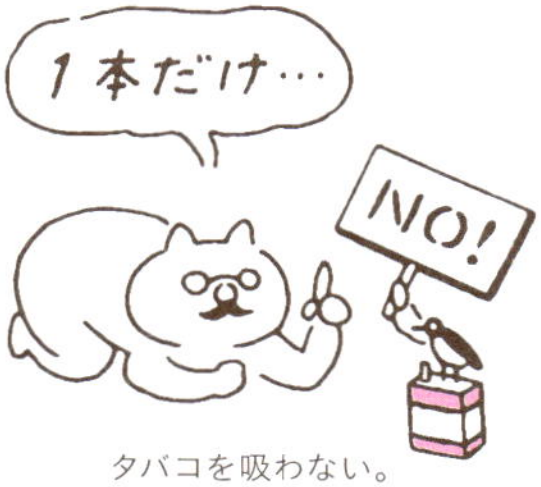

タバコを吸わない。

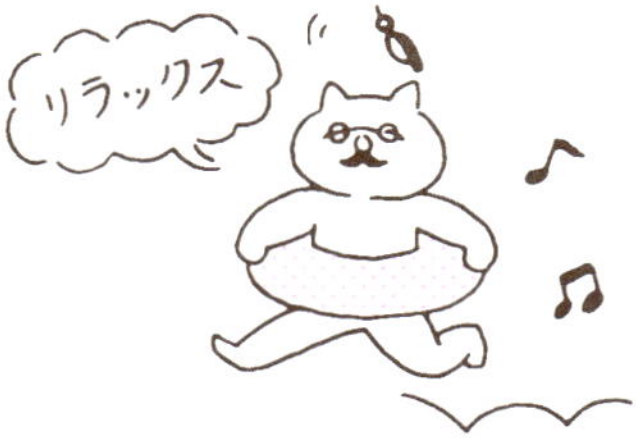

ストレスをためない。

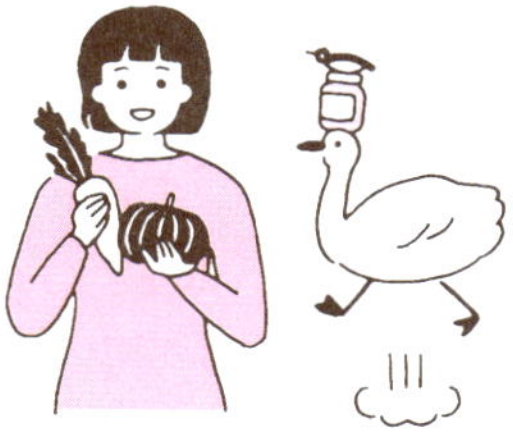

野菜やサプリメントで「ビタミンC、E」「コエンザイムQ10」を摂取する。

積極的にカラダのサビとりを

ビタミンC、ビタミンE、コエンザイムQ10はどれもカラダのサビつきをとる抗酸化作用の強い栄養素。

コエンザイムQ10は細胞の中にあるミトコンドリアが、生きていくためのエネルギーをつくり出す際に欠かせません。そのためコエンザイムQ10が不足すると、疲れやすくなったり、抵抗力が落ちたりします。肌の調子も悪くなるので美容にも大敵です。

コエンザイムQ10は還元型サプリメントをチョイス

加齢によって体内のコエンザイムQ10は減少していきます。だからサプリメントで補うのがおすすめ。サプリメントには酸化型と還元型の2種類があります。酸化型は体内で還元型に変換しなければならず、年齢を重ねるたびに、その変換率は落ちていきます。ですから体内でそのまま活用できる還元型のサプリメントがおすすめです。

ツボMEMO 太白【たいはく】、足三里【あしさんり】

便秘　下痢　免疫力低下　アレルギー

便秘と下痢には「プロバイオティクス」

カラダによい理由

- プロバイオティクスとは、腸内環境を整える善玉菌。摂取すると、便秘や下痢の改善になる。
- プロバイオティクスの代表である乳酸菌は、腸内の免疫機能をアップ。風邪やアレルギーに強いカラダをつくる。

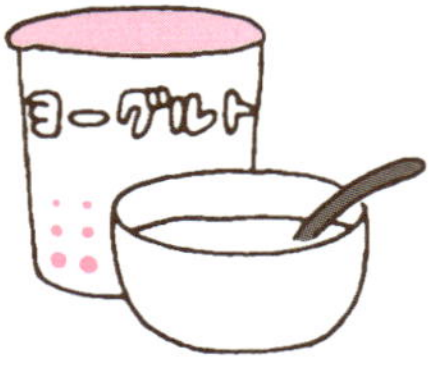

ヨーグルト

発酵食品バンザイ！

プロバイオティクスをとり入れる方法

- 植物性の乳酸菌を含むキムチ、漬物、みそを食べる。
- 納豆菌を含む納豆を食べる。
- ビフィズス菌を含むヨーグルトを食べる。
- 乳酸菌飲料を飲む。
- 整腸薬、サプリメントで摂る。

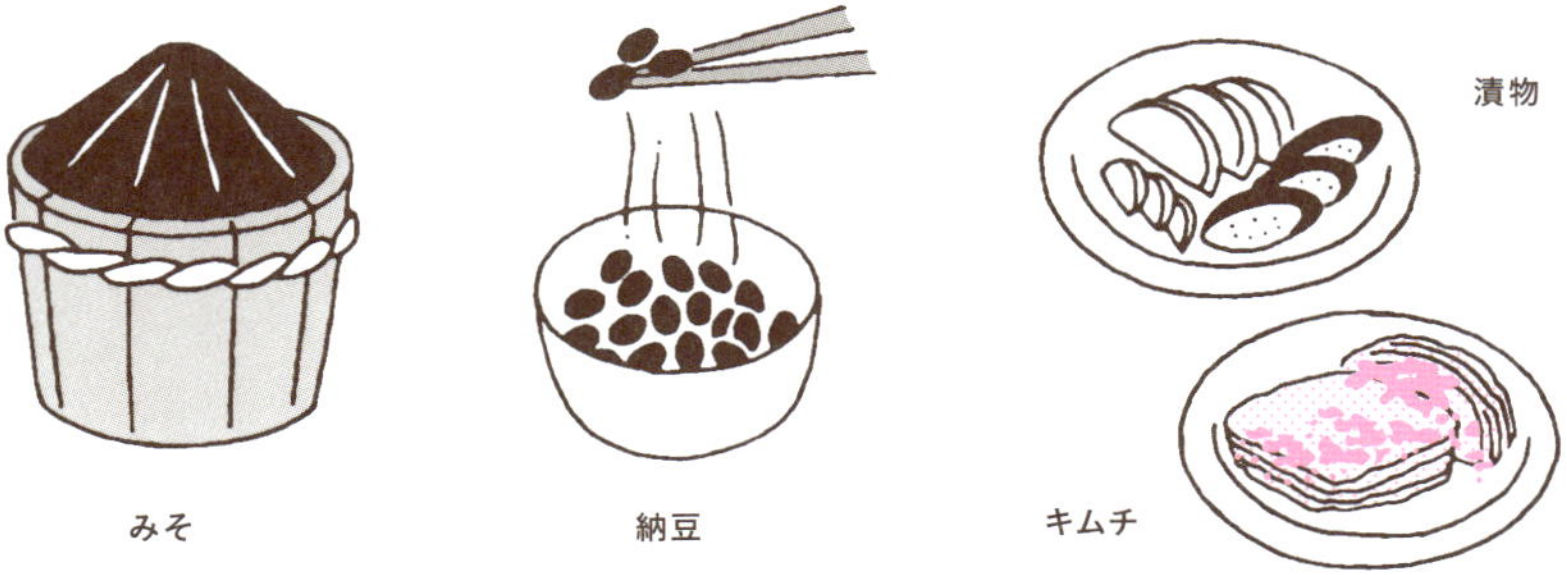

プロバイオティクスとは腸を健康に保ってくれる善玉菌

人の腸内には約500〜1000種類、100兆個以上の細菌がいるともいわれます。プロバイオティクスとは腸内の健康を保つ善玉菌のこと。腸内には善玉菌（ビフィズス菌、乳酸菌など）、悪玉菌（大腸菌、ブドウ球菌など）、そのどちらでもない日《ひ》和《より》見《み》菌の3種類がいて、健康な腸内は、善玉菌が悪玉菌より数が多い状態。腸内のバランスがくずれると日和見菌は善玉にも悪玉にもなるので、つねに善玉菌が優位になっている必要があるのです。プロバイオティクスはヨーグルトなどの発酵食品、サプリメントなどから摂れますが、欠点は熱や酸に弱いこと。ほとんどが胃酸で死滅してしまいます。ただ、漬物や納豆、キムチなどの植物性の乳酸菌はチーズなど動物性に比べて胃酸に強いのが特徴。生きたプロバイオティクスを腸内に届けるためには植物性の発酵食品がおすすめです。3〜4日で体外に排出されてしまうので、毎日こまめに摂りましょう。

ツボMEMO 天枢【てんすう】、大腸兪【だいちょうゆ】

二日酔い　うつ　情緒不安定　不眠

二日酔いとうつには「ビタミンB群」「オルニチン」が効く

カラダによい理由

- ビタミンB群とオルニチンは、肝臓のアルコールの代謝を活性化。飲酒前後にサプリメントで摂取すると、二日酔いに悩まされない。
- ビタミンB群不足でうつ症状が出ることも。気もちが沈みがちなら、まずはビタミンB群不足を疑ってみる。

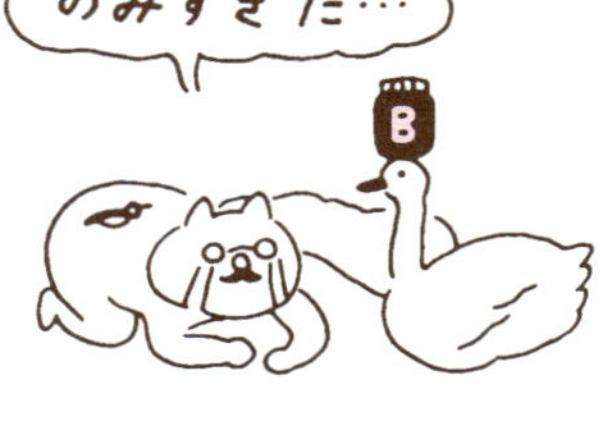

飲み会の前には、「ビタミンB群」のサプリメントを飲んでおくとよい。

動悸 息切れ 慢性疲労

動悸《どうき》には「コエンザイムQ10」がよい

カラダによい理由

- コエンザイムQ10は、弱った心臓のポンプ機能を強化するので、**脈が正常になり動悸が治まる**。
- 心臓が強化されて血液がいき渡り、**息切れが改善**。
- **活性酸素を除去する**のでカラダが元気になる。

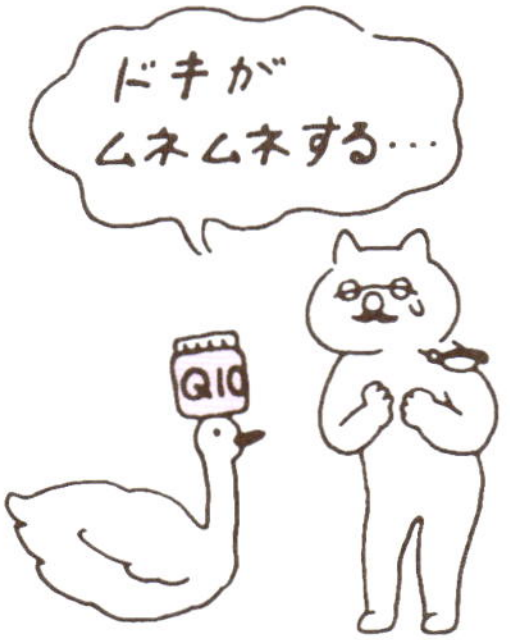

「コエンザイムQ10」は美容にもおすすめ。

不安　緊張　パニック　風邪の初期症状

ホメオパシー初心者は「アコナイト」

カラダによい理由

- ホメオパシーは症状をおさえ込むのではなく、**自然治癒力を高める療法。**
- 「アコナイト」は、ホメオパシーの葛根湯《かっこんとう》的存在。
- **風邪や心の問題の初期症状に効果がある。**
- おそれや驚きからくる、あらゆる**パニックをやわらげる。**

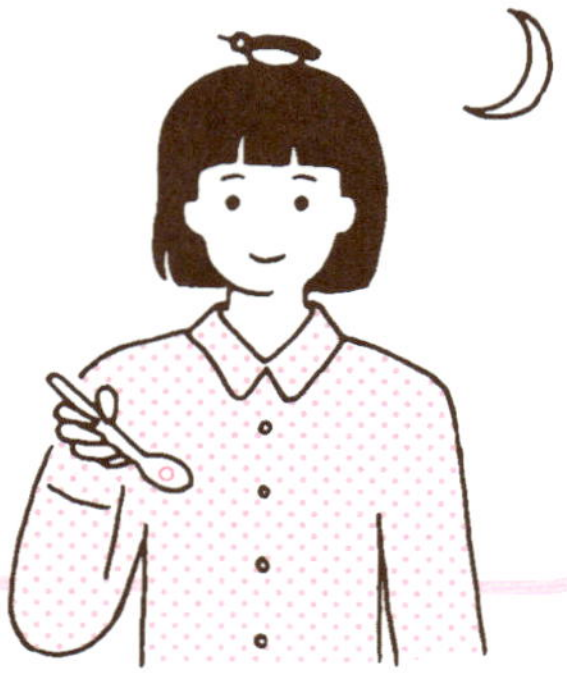

ホメオパシーのレメディの飲み方

HOMEOPATHY

ホメオパシーは、専門医に処方してもらうのがベスト。

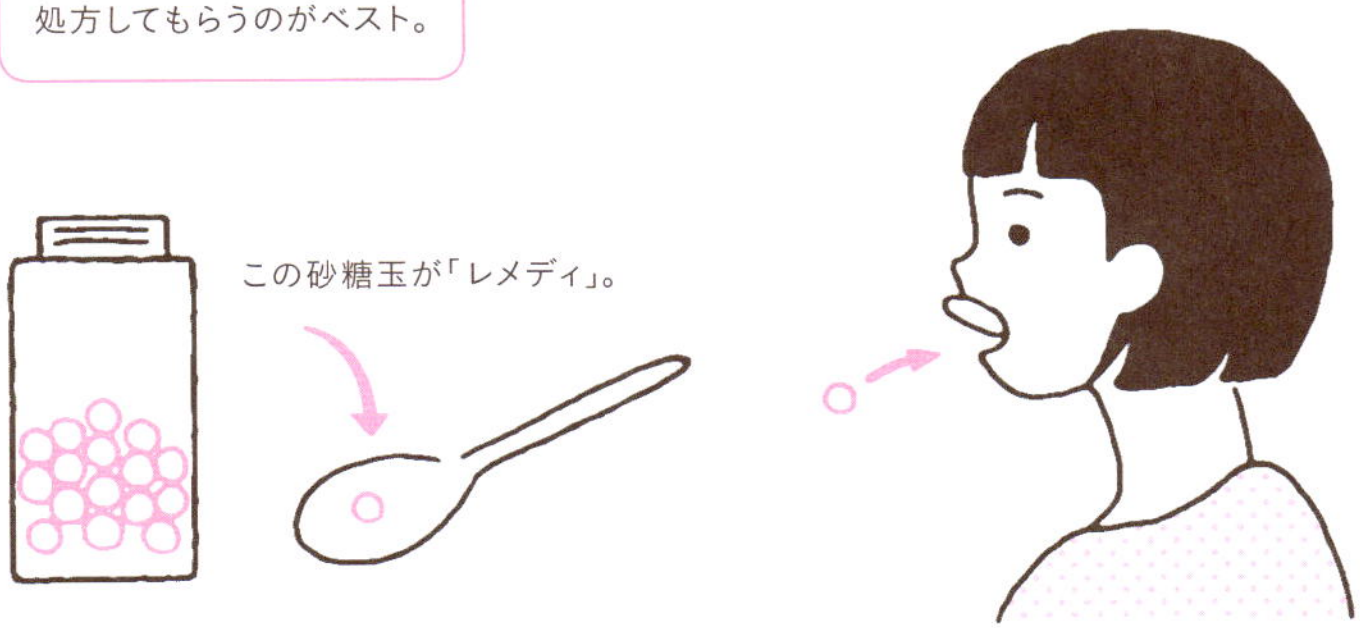

① レメディを摂る20分前後は口の中に何も入れない。摂取するときは、レメディに直接さわらない。スプーンなどでとる。

② レメディを舌の下に入れて、自然に溶けるのを待つ。

- なるべく就寝前に摂る。ただし応急処置の場合はのぞく。
- ホメオパシーの種類はP.218を参照。

カラダのパワーを高めてくれる

ホメオパシーは18世紀にドイツ人医師サミュエル・ハーネマンによって発明された療法です。「症状を起こすものは、その症状をとり去るものになる」という「同種の法則」をもとに、植物、鉱物、昆虫などから抽出したエネルギーを染み込ませた砂糖玉（レメディ）を用います。

たとえば、トリカブトからエネルギーを抽出したレメディ「アコナイト」は、風邪のひき始めや、恐怖、ショックに効果的。「ベラドンナ」は高熱時に力を発揮する、セイヨウハシリドコロからエネルギーを抽出したレメディです。

まずは専門医に相談を

ホメオパシーは科学的に解明されていない部分もありますが、心身に対して何かしらの働きかけがあるのも事実。日本ホメオパシー医学会に問い合わせれば、認定医・専門医のリストを教えてもらえます。興味があれば、一度相談してみましょう。

ツボMEMO 神門【しんもん】

不安　緊張　パニック　ストレス

パニック時は、フラワーエッセンスの「レスキューレメディ」

カラダによい理由

- フラワーエッセンスは、花のエネルギー。薬ではないので妊婦や高齢者、ペットにも安心して使える。
- 「レスキューレメディ」はフラワーエッセンスの代表選手。突然のストレスやショックなど、緊急時に気もちを落ち着かせてくれる。
- ストレスをやわらげ、心のバランスも整えてくれる。

フラワーエッセンスのレメディの飲み方

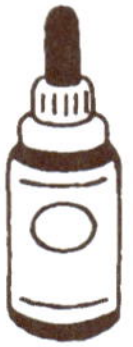

フラワーエッセンスは
セルフケアにぴったり

FLOWER ESSENCES

選んだレメディを各2～6滴（レスキューレメディは3～6滴）、一日4回以上を目安に飲む。起床直後と、就寝前には必ず飲むようにする。

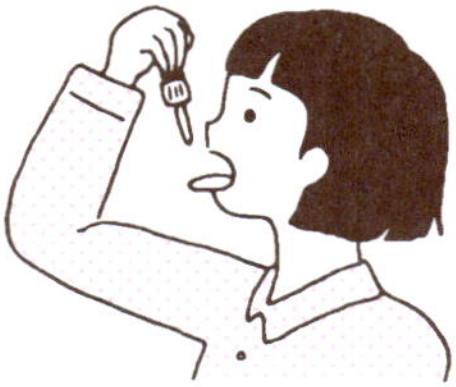

直接、舌にレメディをたらして飲む。

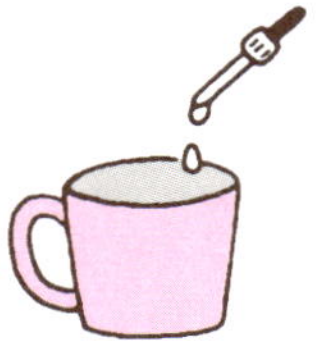

コップ1杯の水やハーブティーなどに入れてゆっくりと飲んでもOK。

REMEDY

医師であるイギリス人のバッチ博士が開発。副作用や苦痛のない薬を自然界からつくり出したいという願いから、1936年に完成した。

※フラワーエッセンスの種類はP.219を参照。

花のエッセンスが負の感情を癒やしてくれる

フラワーエッセンスは、植物から抽出したエッセンスやエネルギーを用いて、**おもに精神的なトラブルを改善する治療法です**。花やハーブなどのエッセンス（レメディ）はぜんぶで38種類ありますが、「レスキューレメディ」はその中から「スター オブ ベツレヘム」「チェリープラム」「ロックローズ」「インパチェンス」「クレマチス」の5種類を調合したもので、突然のショックや不安をやわらげる効果があります。39番目のレメディともいわれるほど、よく用いられます。

ホメオパシーともよく似ていますが、バッチ博士のものは、**おもに感情面に焦点を合わせていること、レメディが38種類と限定されていることが特徴**。フラワーエッセンスのレメディはヒーリンググッズを扱うショップや自然派の販売店で購入できます。ぴったりなレメディを選んでくれるプロのプラクティショナーも存在します。

ツボMEMO 印堂【いんどう】、内関【ないかん】

栄養不足　偏った食生活

一《いち》物《ぶつ》全《ぜん》体《たい》食《しょく》を心がける

カラダによい理由

- 「一物全体食」とは、素材まるごとを食べること。小魚の場合は頭の先から尻尾、内臓まで、すべてを食べる。ビタミン、ミネラルなど**マルチな栄養をひとつの食物から摂れる。**
- 捨てるところがなく、**環境にもやさしい。**

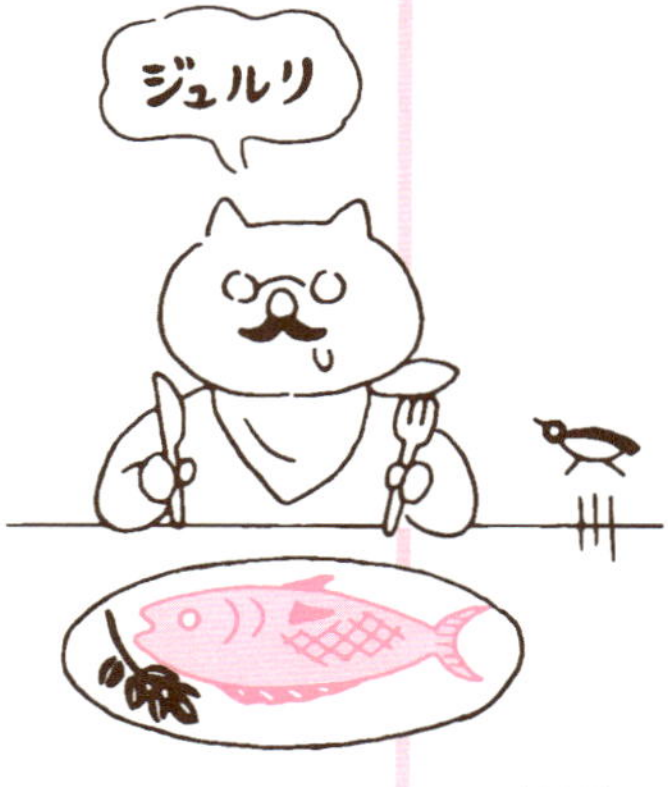

長寿地域では、魚をまるごと食べる習慣が多くみられる。

ツボMEMO　足三里【あしさんり】、太白【たいはく】

栄養不足　偏った食生活

地産地消を心がける

カラダによい理由

- 「地産地消」とは、その地域で生産された野菜や獲れた魚を、地域で消費すること。**新鮮で、栄養価も高い。**
- 遠くまで輸送する必要がなく、収穫後に防カビ剤などの**化学薬品が用いられる心配がない。**
- 生産者の顔が見える。**食への安心・安全感が得られる。**

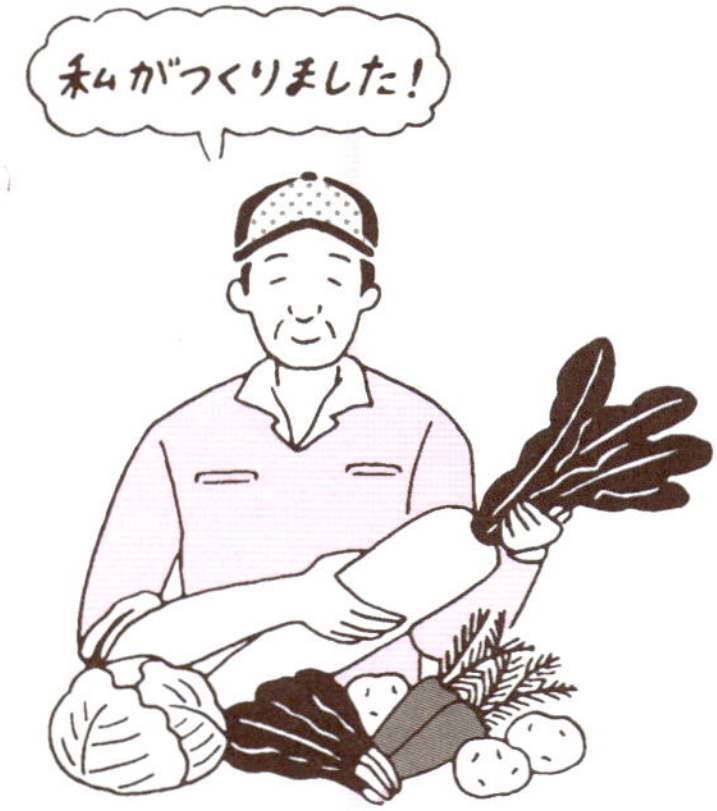

「身土不二《しんどふじ》」の考えも大切に。

ダイエット　胃腸の不調　美肌　偏った食生活

豆腐、納豆など、大豆製品を食べる

カラダによい理由

- 大豆は「畑の肉」。
  重要栄養素であるタンパク質を多く含む。
- 「豆腐」「納豆」などの加工品は、
  大豆そのものよりも消化、吸収がよくなる。

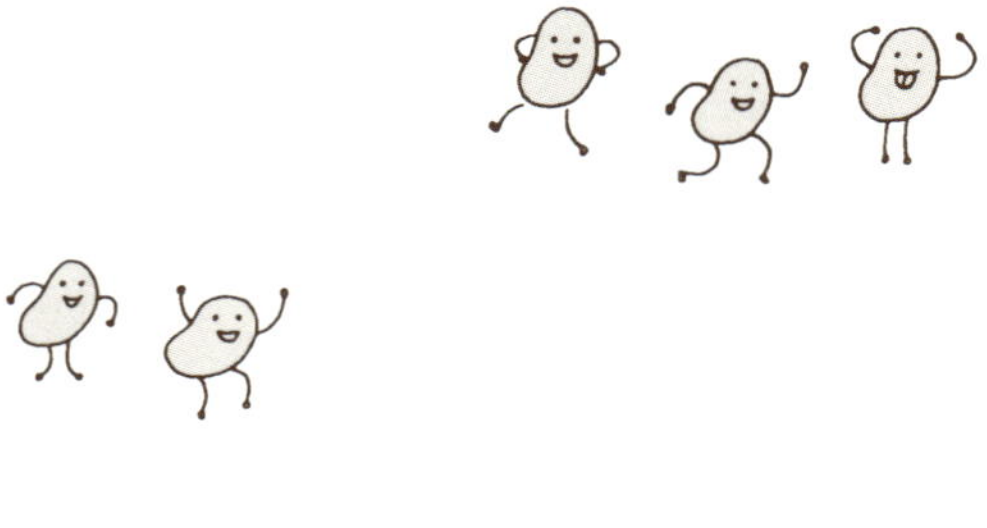

大豆

大豆そのままでは消化が悪いけれど、豆腐や納豆などの加工品にすると吸収率がアップする。

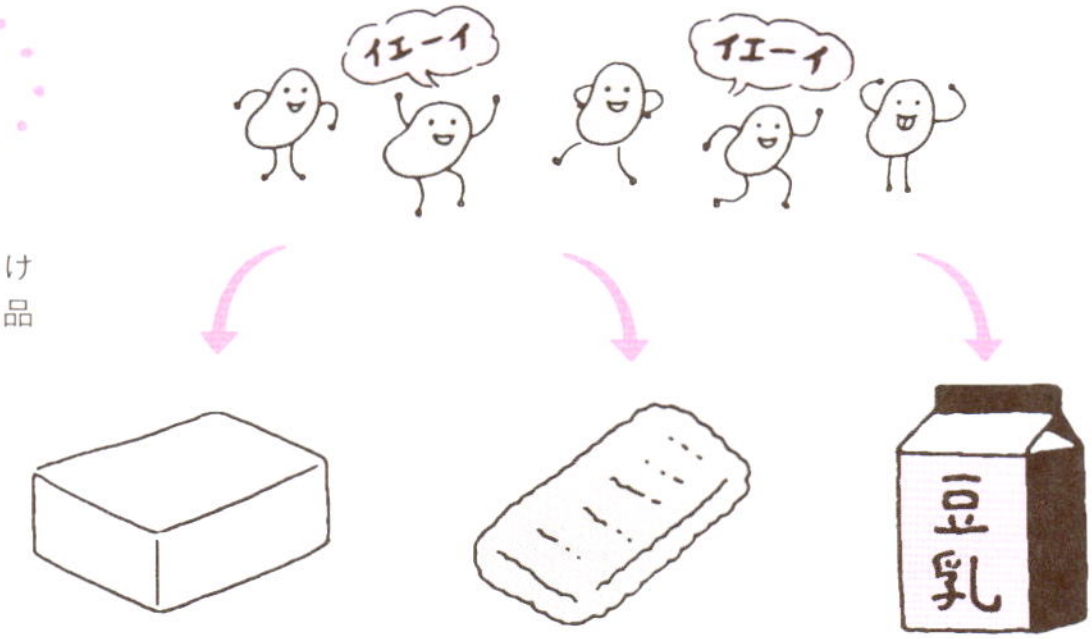

豆腐　油揚げ　豆乳

納豆の効果的な摂り方

- 納豆は、朝食より夕食で食べるとよい。寝ている間は水分不足で血液がドロドロになり固まりやすい。血液サラサラ効果のある納豆がそれを予防してくれる。
- 加熱すると栄養成分がこわれてしまうので、そのまま食べる。
- 購入後、冷蔵庫で2〜3日寝かせると、発酵がすすんで有効成分が増す。

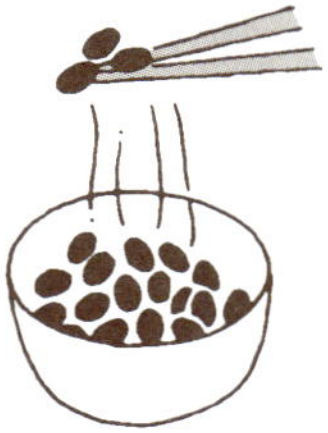
納豆

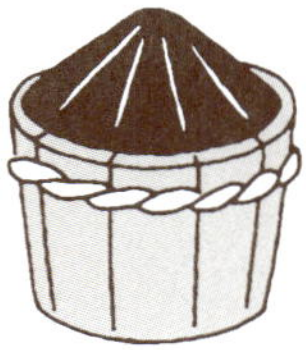
みそ

タンパク質不足は危険

女性は脂質を気にして肉をさけがちですが、これでやせられると思ったら大間違い。肉を食べないことでタンパク質が不足しがちになるからです。タンパク質不足は筋肉量減少を招き、基礎代謝が低下し脂肪が燃焼しにくくなるので、かえってやせにくいカラダに。また、タンパク質はコラーゲン生成にも関係しているので、肌のハリも失われてしまいます。肉を食べないのは美容にはとても損なのです。

大豆は栄養価の高い超優秀食材

それでも肉が苦手な場合、「畑の肉」といわれる大豆からタンパク質を摂りましょう。一般的に植物性のタンパク質は肉や卵に比べて栄養価が劣りますが、大豆にはそれに負けない良質なタンパク質が含まれています。大豆自体の消化率は低いのですが、加工品にすると、納豆や豆腐は消化率90％以上と、効率よく消化される食品になります。

免疫力低下　慢性疲労　アンチエイジング　美肌　貧血　偏った食生活

黒い食材を食べる

カラダによい理由

- 精製された食材は、大切な栄養素もとり除かれている。原料に近い濃い色のほうが、栄養が豊富。
- 中国医学では、黒い食材が若さの源である「腎《じん》」を活性化すると考えられている。
- 黒い食材に含まれるアントシアニンは、抗酸化作用がある。

黒い食材たち

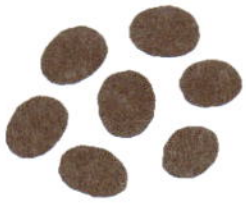
黒豆

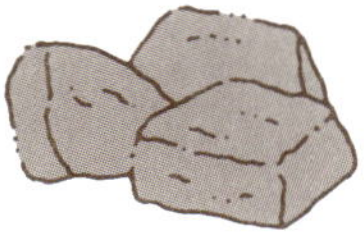
黒砂糖

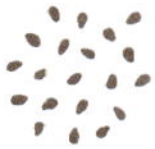
黒ごま

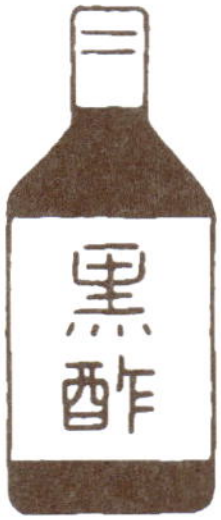

黒酢

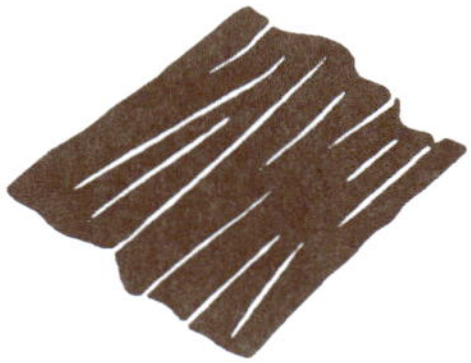
昆布

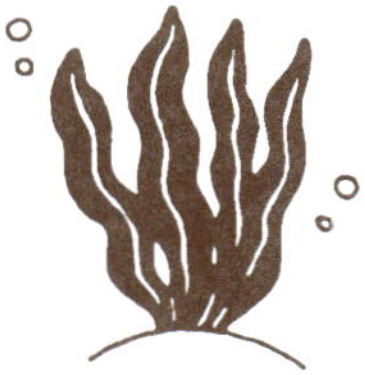
わかめ

中国医学では黒い食材がカラダによいといわれる。意識して食べてみよう。なかでも黒ごまは、サラダやみそ汁、牛乳などにサッとふりかけるだけでOK。意外ととり入れやすい。調味料には黒酢や黒砂糖を用いるのもおすすめ。

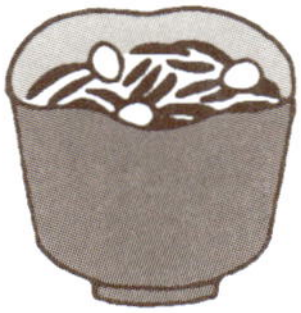
ひじき

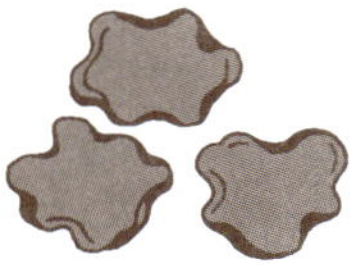
きくらげ

黒い食材で若さと美しさを保つ

食材を色で分けるのは中国医学の理論に基づいてつくられる薬膳料理の考え方。カラダの肝《かん》、心《しん》、脾《ひ》、肺《はい》、腎《じん》の「五臓」に、それぞれ青、赤、黄、白、黒の「五色」の食べ物を摂って機能を高めていきます。

中国医学では「腎」は泌尿器と生殖器を司り、生きるための生命力を蓄える臓器。ここが弱ると、肌ツヤが悪かったり、疲れやすかったりと実年齢より老けて見えることも。女性は大切にしたい部分です。黒い食材は「腎」に働きかけ、老化を防止し、滋養強壮につながるといわれています。

じつは黒い食材によく含まれているのが「アントシアニン」というポリフェノール。ブルーベリーなどに含まれ、眼精疲労に効果があることで有名です。強力な抗酸化作用があるので、老化防止などアンチエイジング効果があることもわかっています。中国医学的にも科学的にも、黒い食材は女性におすすめなのです。

慢性疲労　肌荒れ　貧血　うつ　ダイエット

積極的に、肉を食べる

カラダによい理由

● 肉は栄養の宝庫。タンパク質のほかに「牛肉は鉄分」「豚肉はビタミンB群」「鶏肉はビタミンAとコラーゲン」が豊富。

● 肉そのものは、食べても太りにくい。良質なタンパク質が筋肉をつくり、代謝をアップしてやせやすいカラダに。

3大ミートの栄養効果

牛肉	豚肉	鶏肉
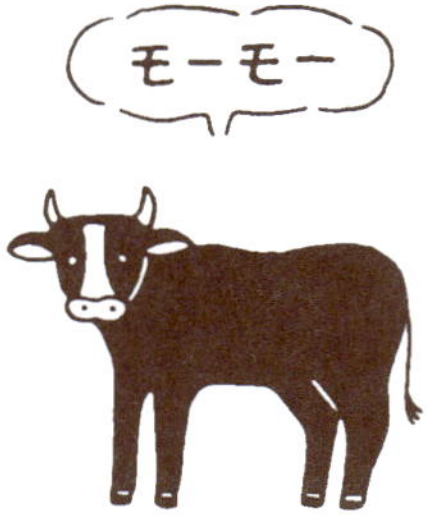	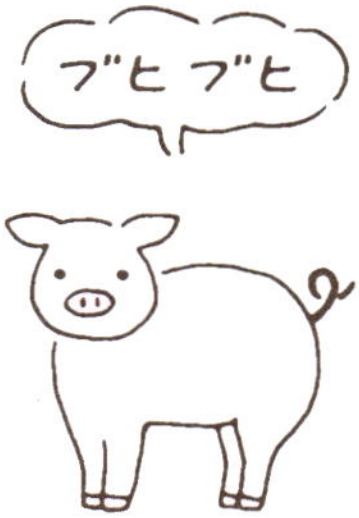	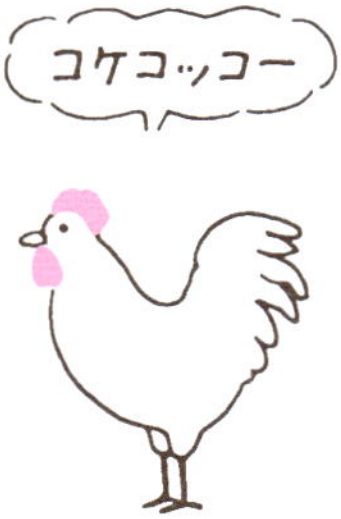
タンパク質、ヘム鉄、亜鉛 筋肉や骨をつくるのに欠かせない必須アミノ酸を、バランスよく含んでいる。吸収率の高いヘム鉄が、貧血や疲労を改善。	**タンパク質、ビタミンB1、ビタミンB2** 牛肉や鶏肉に比べてビタミンB1の含有量は5〜10倍。糖質のエネルギー代謝や疲労回復効果がばつぐん。	**タンパク質、ビタミンA、コラーゲン** 牛肉や豚肉に比べて消化がよい。ビタミンAが多く含まれ、美肌に役立つ。皮や骨のまわりは皮膚の弾力性を高めて若々しく保つコラーゲンが豊富。

肉料理はよいことづくし

肉は吸収率の高い良質なタンパク質やビタミン類を含む栄養の宝庫。タンパク質を構成するアミノ酸にはさまざまな役割があります。とくに注目したいのが、フェニルアラニンというアミノ酸のうつ予防効果。「最近、気もちが沈む……」というときは、野菜だけの食卓が続いていませんか？　食生活を見直して、肉もしっかり食べるようにしましょう。

迷ったら豚肉

なかでも豚肉は女性におすすめ。ビタミンB群を多く含むので疲労回復、皮膚や粘膜の健康に関係します。疲れから肌荒れなどの肌の不調や口内炎が出たら豚肉を積極的に食べましょう。とくにビタミンB1はヒレ肉に多く含まれるので、脂身が苦手な人にも食べやすいはず。

煮込み料理にする場合、ビタミンB群は水溶性なので煮ると栄養が流れてしまいます。煮汁もいっしょに食べるようにしましょう。

栄養不足　偏った食生活

カット済み野菜はさける

カラダによい理由

- 保存のために塩素系の殺菌剤や食品添加物が使用されている可能性がある。
- カットされたところから、ビタミンCやカリウムなど水溶性の栄養素が流れてしまっている。

野菜はまるごと購入して、自分でカットする。

糖質制限　冷え　ダイエット

果物は、食べすぎない

カラダによい理由

- 果物は思ったより**糖質が多いので食べすぎは禁物**。バナナ1本には28.2グラムの糖質が含まれる。これは角砂糖約7個ぶん。
- 暑い国が原産の果物は、カラダを冷やすものが多い。

糖質少なめの果物の例

アンズ

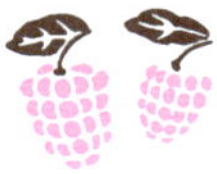
ラズベリー

イチゴ

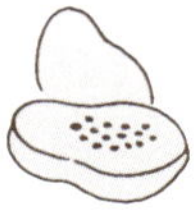
パパイア

このほかにもアボカド、グレープフルーツ、ブルーベリーなどが糖質少なめ。果物はなるべく糖質の少ないものを選ぶ。

ツボMEMO　上脘【じょうかん】、中脘【ちゅうかん】、下脘【げかん】

糖質制限 ダイエット 便秘 美肌 偏った食生活

おやつは、クルミやピーナッツなどのナッツ類

カラダによい理由

- 糖質が少なく、タンパク質、ビタミン、ミネラルなどを含み、総合的な栄養価が高い。
- ナッツの脂肪はカラダによい不飽和脂肪酸。悪玉コレステロールを減らしてくれる。
- 食物繊維が豊富だから、便通がスムーズに。

間食に甘いものばかりを食べていると、糖質過剰でカラダが冷えるので注意！　代謝が悪くなり、体重も増加することに。

ナッツ類にはビタミンが多く含まれ、肌によい。アーモンドなら1日25粒くらいが目安。よくかむと食べすぎ予防になる。

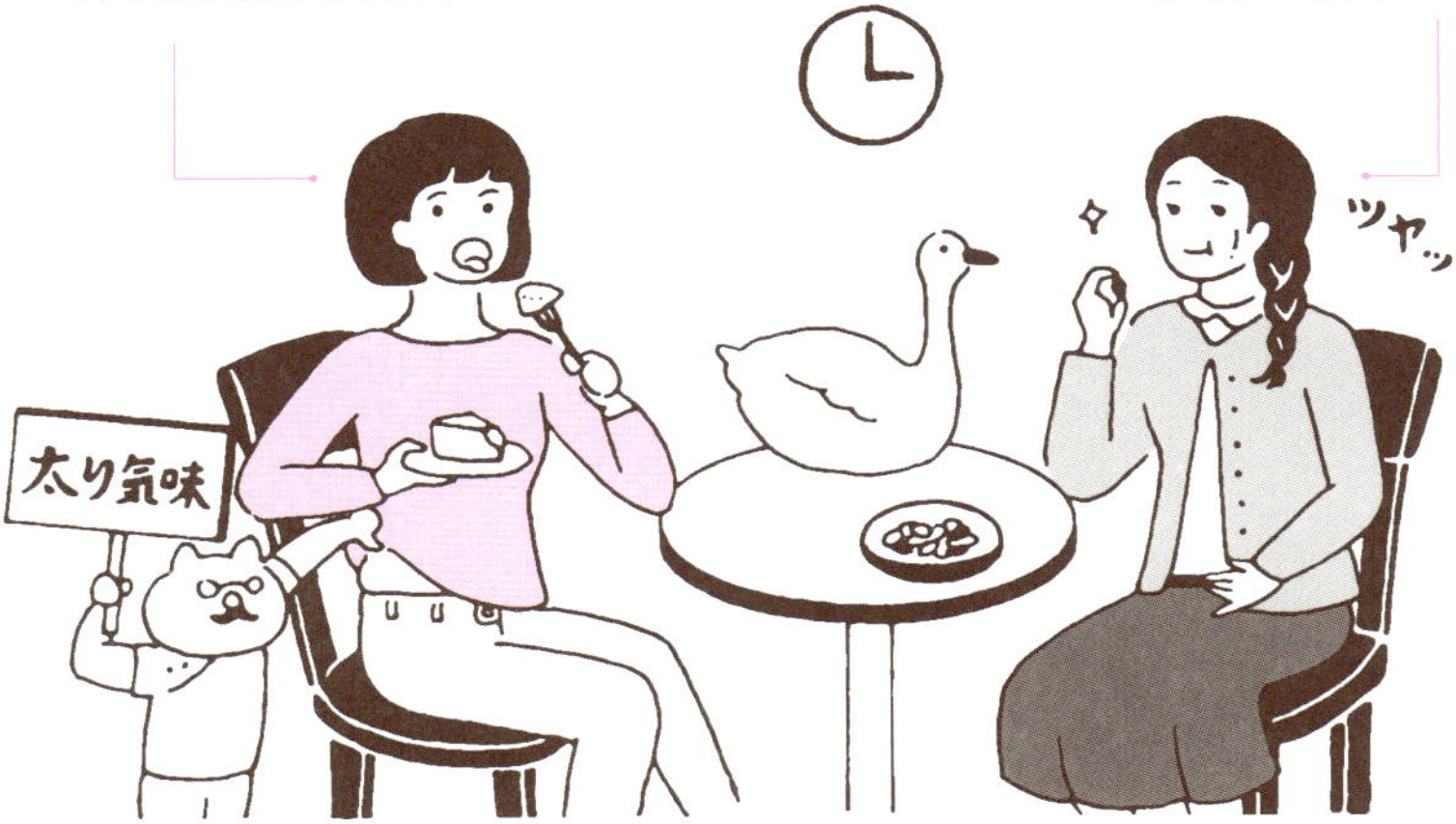

ナッツの選び方

- 無塩のものを選ぶ。
- いろんなナッツを食べるとバランスよく栄養素を摂取できる。
- 迷ったらクルミを選ぶ。

いちばんのおすすめはクルミ

アーモンドやピスタチオ、クルミなどのナッツは、ひと粒あたり50〜60%が脂肪分。そう考えると、食べるのを躊躇《ちゅうちょ》してしまいそうですが、ナッツの脂肪分はカラダによい不飽《ふほう》和脂肪酸《わしぼうさん》。悪玉コレステロールを減らし、糖尿病の予防に役立つオメガ3系が含まれているのです。

　ナッツの中でもいちばん理想的に脂肪酸が含まれているのがクルミ。クルミには良質な脂肪分のほかに、食物繊維やタンパク質、ビタミン、ミネラルなどカラダに有効な栄養素が多く含まれています。ほかのナッツと違い、ローストすることで栄養価がアップします。

　おやつには甘いものを食べて糖質を摂るのではなく、栄養価の高いクルミやアーモンドをつまみましょう。ただし食べすぎはニキビや吹き出物、肥満の原因にもなるのでクルミなら25グラム、手のひら1杯半が目安です。

 ツボMEMO 太白【たいはく】

便秘
美肌
偏った食生活

根菜類と海藻が、便秘に効く

カラダによい理由

- 根菜類は食物繊維を多く含み、便秘に効く。ただし、水に溶けない不溶性食物繊維なので、水分といっしょに摂ること。
- 海藻は水溶性食物繊維。硬い便を出やすくしてくれる。
- 食物繊維は「不溶性2対水溶性1」の割合が理想的。

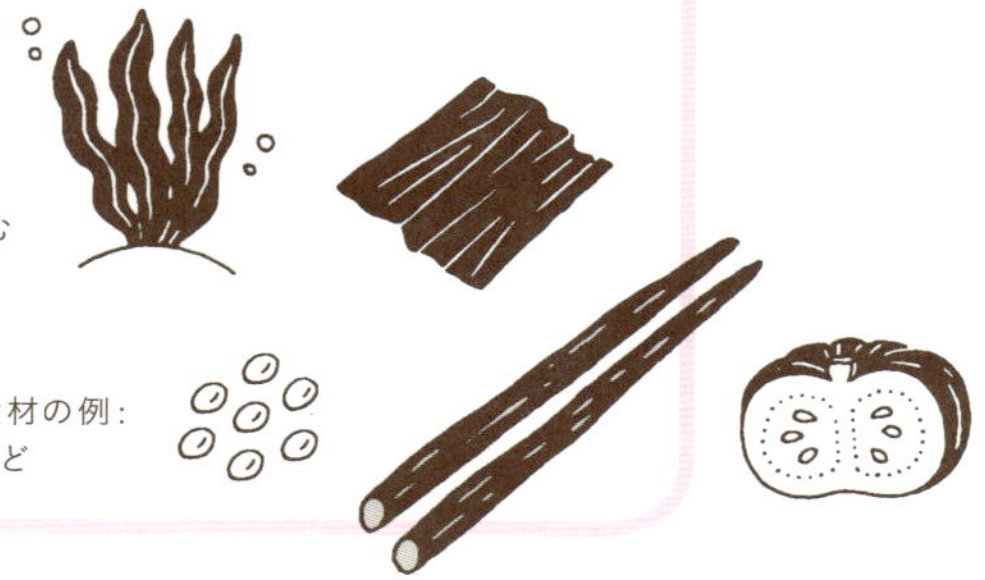

「水溶性」の食物繊維を多く含む食材の例：わかめ、昆布など

「不溶性」の食物繊維を多く含む食材の例：豆類、ゴボウ、カボチャ、キノコ類など

ツボMEMO　支溝【しこう】

胃腸の不調　便秘　がん予防　偏った食生活

ナメコやエノキタケのみそ汁を飲む

カラダによい理由

- ナメコ、エノキタケには食物繊維がたっぷり。便秘解消、がん予防ならびに抗がん作用がある。
- 発酵食品のみそが腸内環境を整える。温かいので胃腸にやさしい。
- 水を加えると流れ出る食材の栄養素も、汁として飲める。

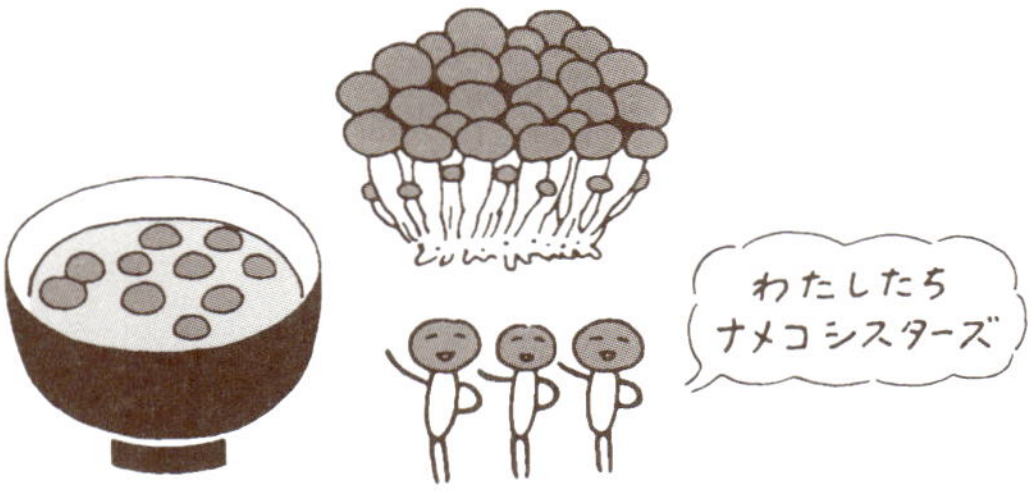

頭痛

頭痛に悩むなら、チョコ、赤ワイン、チーズはさけてみる

カラダによい理由

- チョコ、赤ワイン、チーズに含まれるチラミンが血管を収縮し、偏頭痛を誘発。

チラミンを含む食材をさけることで頭痛予防に。

頭痛にならないために

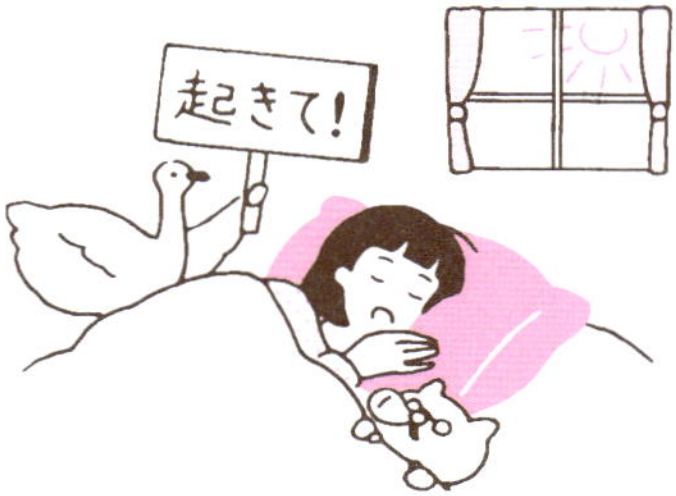

規則正しい生活をする

週末の寝だめはしない。寝不足も頭痛の原因になる。一定のリズムでの生活を心がけること。

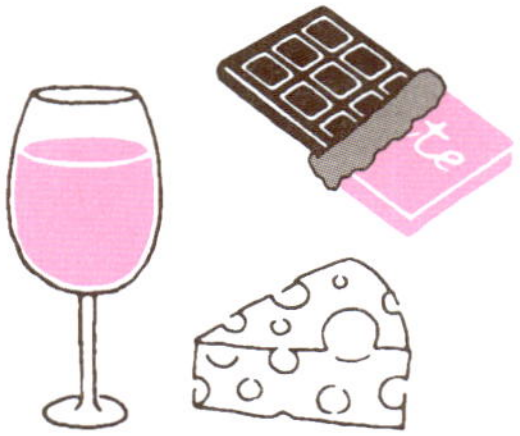

頭痛の誘発食品をさける

チョコ、赤ワイン、チーズなど、頭痛を招くとされる食品をさける。アルコールは血管を拡張させる作用があり、痛みを増幅させるので注意。

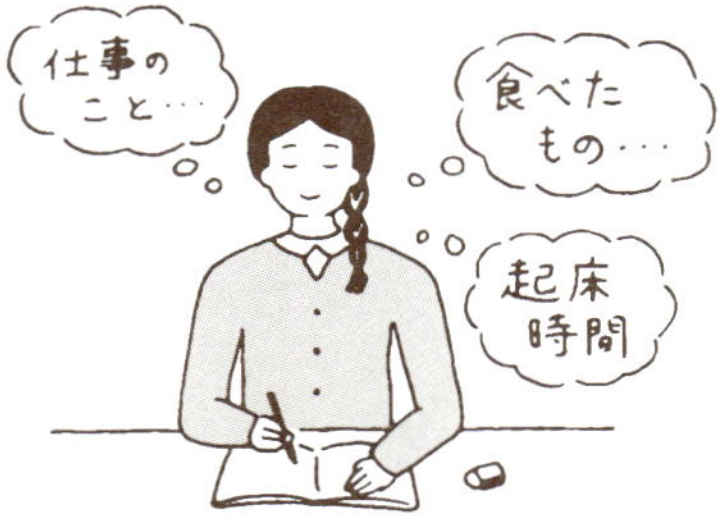

頭痛日記をつける

「いつ・どんなときに・どんな痛みが起きたのか」という記録をつけて、どんな環境で頭痛になるのかを知る。頭痛が起こるタイミングを知れば、それを回避できるようになる。

チラミンやポリフェノールを含む食品はさける

頭痛といっても、その症状や原因はさまざま。脳腫瘍《しゅよう》やクモ膜下出血など、急激に起こる頭痛ではなく、ここでは慢性的に起こる頭痛について見ていきましょう。

慢性的な頭痛は大きく分けると、脳の血管が広がって痛む「偏頭痛」、頭のまわりの筋肉が緊張して痛む「緊張型頭痛」の２種類。とくに偏頭痛では、頭痛を誘発する何らかの原因が考えられます。それは太陽の光だったり、香水のにおいだったり、そのときどきで異なりますが、食べた物が原因で頭痛を起こすことも多いのです。

とくに、チョコ、赤ワイン、チーズは、血管を収縮させるチラミンを含むため、頭痛を誘発し、悪化させる可能性があります。その日の体調しだいで、口に入れるかどうかを決めましょう。

頭痛になったら、光や原因となる刺激を遮断して、暗く静かなところで横になって安静にしてください。

しわ たるみ 美肌

たるみは、タンパク質不足が原因

カラダによい理由

- タンパク質は筋肉を構成する重要な栄養素。不足するとハリがなくなる。
- コラーゲンもタンパク質の一種。不足すると、しわやたるみの原因になる。コラーゲンの合成にはビタミンCが必要。こまめに摂取する。

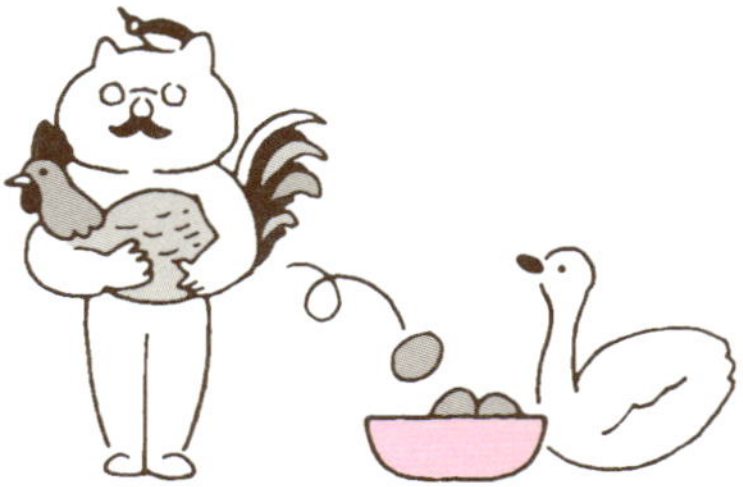

高タンパクの卵がおすすめ。

ツボMEMO　地倉【ちそう】、迎香【げいこう】、百会【ひゃくえ】

関節痛 しびれ 冷え

関節が痛むときは、ナス科の野菜をさける

カラダによい理由

- ナス科の野菜に含まれるアルカロイドが、関節の痛みやしびれを引き起こす。
- 東洋医学の観点からは、カラダを冷やすといわれている。
- 「秋ナスは嫁に食わすな」ともいわれる。

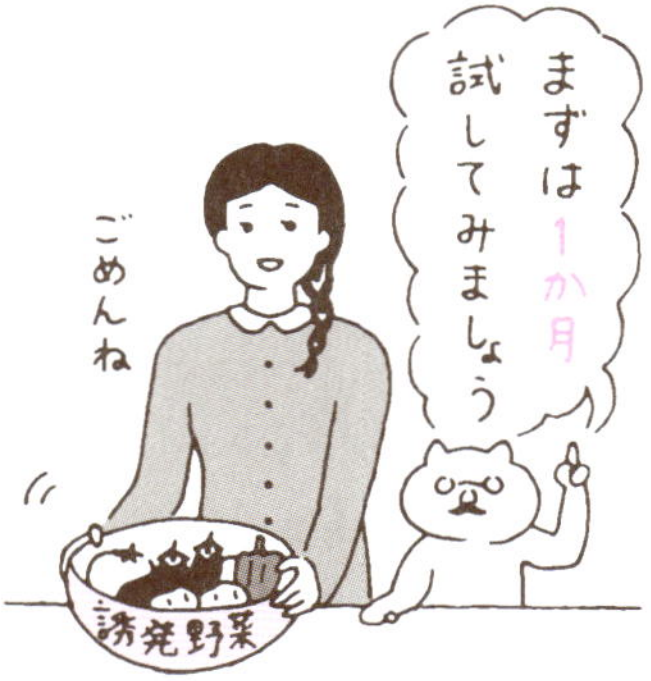
まずは1か月試してみましょう
ごめんね
誘発野菜

代表的なナス科の野菜は、ナス・トマト・ジャガイモ・ピーマン・唐辛子など。

 ツボMEMO 豊隆【ほうりゅう】、陽陵泉【ようりょうせん】

動脈硬化　心筋梗塞　アンチエイジング

エキストラヴァージン・オリーブオイルを使う

カラダによい理由

● オリーブオイルに含まれるオレイン酸は、悪玉コレステロール値を下げるため動脈硬化・心筋梗塞を予防する。実際、オリーブオイルを多用する地中海沿岸地域の国の人たちは、心臓疾患による死亡率が低い。

「エキストラヴァージン」は化学処理されていない、果実をしぼってろ過しただけのもの。風味があり、生食に向いている。

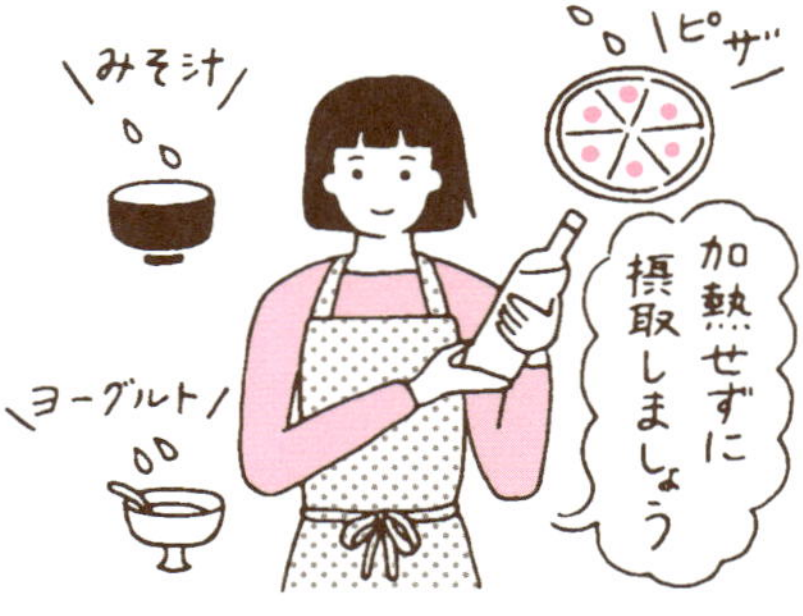
みそ汁
ピザ
ヨーグルト
加熱せずに摂取しましょう

動脈硬化 心筋梗塞 アンチエイジング

オメガ3系のアマニ油、エゴマ油を使う

カラダによい理由

● アマニ油、エゴマ油には、オメガ3系不飽和脂肪酸《ふほうわしぼうさん》のアルファリノレン酸が含まれる。アルファリノレン酸は血流を改善し、血栓を予防。血液をサラサラに。

熱に弱いので、
料理にかける
だけでOK。
いい
香り〜

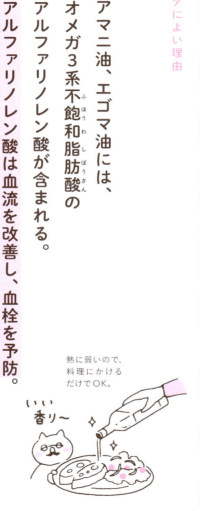

ツボMEMO 合谷【ごうこく】、血海【けっかい】、太衝【たいしょう】

動脈硬化　心筋梗塞

マーガリンは、バターに変更

カラダによい理由

- マーガリンに含まれる人工のトランス脂肪酸は、悪玉コレステロールを増加させる。
- バターに替えて、動脈硬化による心臓疾患のリスクを回避。
- 加工品や外食産業では、マーガリンやショートニングが使われている可能性が。表示をチェックし、なるべくさける。

トランス脂肪酸をさけるには？

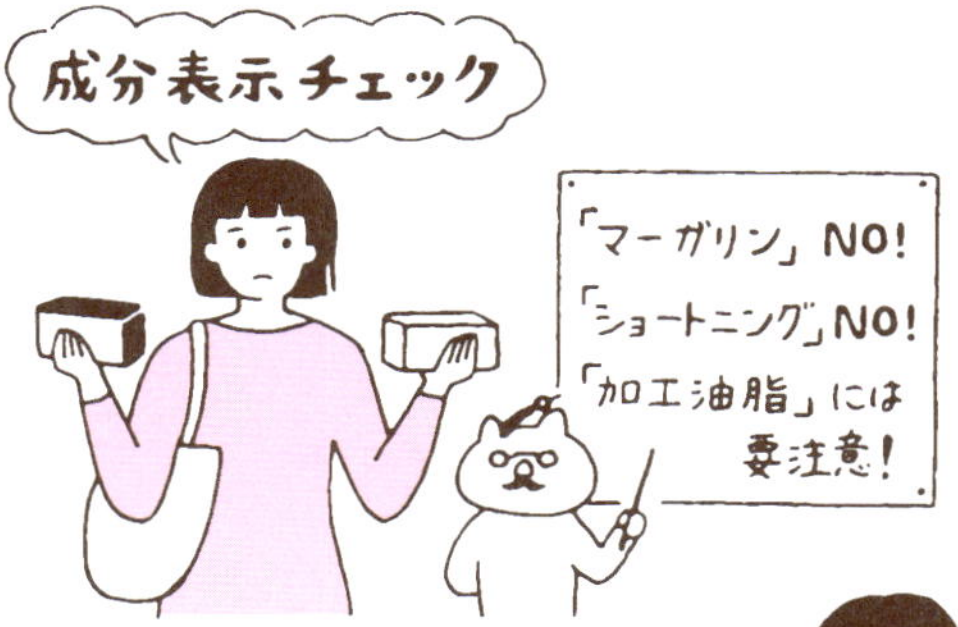
成分表示チェック
「マーガリン」NO!
「ショートニング」NO!
「加工油脂」には
要注意!

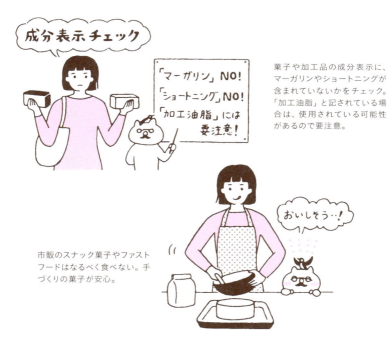

菓子や加工品の成分表示に、マーガリンやショートニングが含まれていないかをチェック。「加工油脂」と記されている場合は、使用されている可能性があるので要注意。

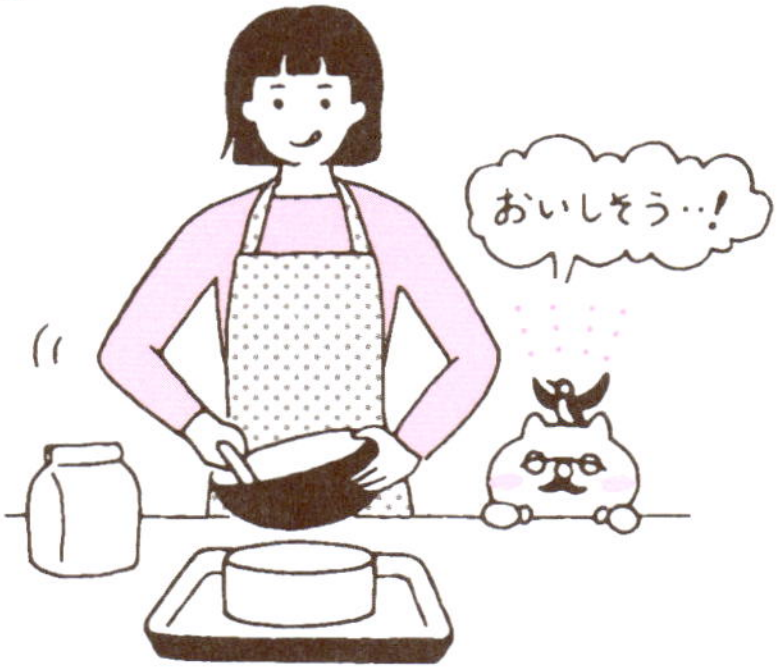
おいしそう…!

市販のスナック菓子やファストフードはなるべく食べない。手づくりの菓子が安心。

「植物性」に惑わされない

「植物性」というと、カラダによいと勘違いしがちですが、「植物性油脂」の場合はまったく逆です。マーガリンはもともと、バターが高価だったことから生まれた代用品。天然の動物性脂肪のバターに対して、植物性脂肪に水素を添加した人工の油脂なのです。安価で料理に使いやすいことから重宝されてきましたが、植物性脂肪に含まれるトランス脂肪酸が体内の悪玉コレステロールを増やし、動脈硬化による心臓疾患のリスクを高めることがわかってきました。

現在、諸外国ではトランス脂肪酸の使用は禁止の傾向に。アメリカも２０１８年以降は食品への使用は原則禁止。これに比べ、日本の対応は遅れぎみです。

マーガリンとともに気をつけたいのがショートニング。外食のポテトフライが冷めてもカリッとしていたらショートニングを疑って。とくにファストフードや市販のスナック菓子は要注意です。

生理痛

生理中は、チョコ、チーズ、コーヒーをさける

カラダによい理由

- 生理中は、血管や子宮を収縮させる成分、チラミンが含まれる食品はさける。
- カフェインはカラダを冷やす。とくに生理中は冷やさないようにするため、さける。

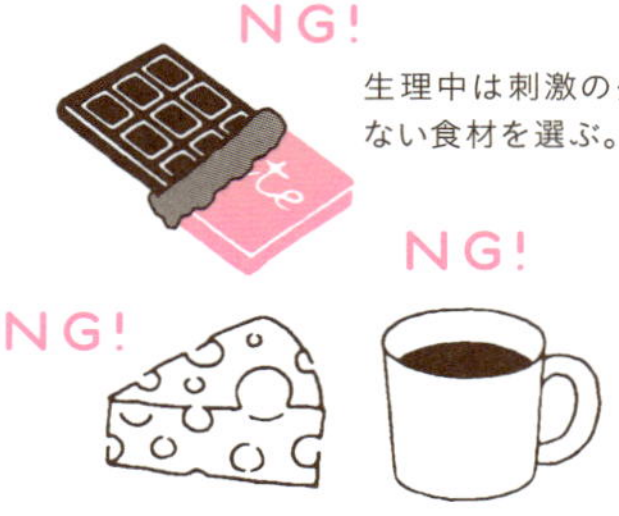

生理中は刺激の少ない食材を選ぶ。

冷え　胃腸の不調　リラックス　デトックス

ハーブティーを始めるならカモミールとミント

カラダによい理由

- 利尿作用のあるカフェインは、水分を排出してカラダを冷やす。ハーブティーにはカフェインが含まれていないので、冷え症予防に最適。
- 「カモミール」「ミント」のブレンドは、初心者でも飲みやすい。レモンやハチミツを入れるとさらに飲みやすくなる。

苦手な場合は、好きな香りや、飲みやすい味のハーブティーを選んでみる。

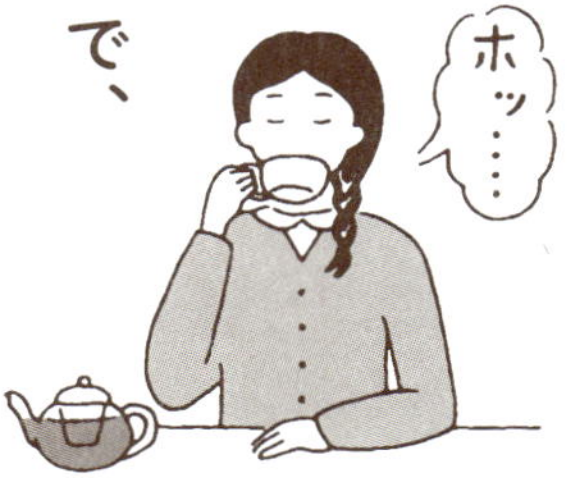

便秘　動脈硬化

飲料水は、硬水のミネラルウォーター

カラダによい理由

- 水道水の塩素は不調の原因にも。
- 硬水のミネラルウォーターには、日本人に不足しがちなミネラルが多く含まれる。
- 硬水にはマグネシウムも含まれているので、便秘に効果的。

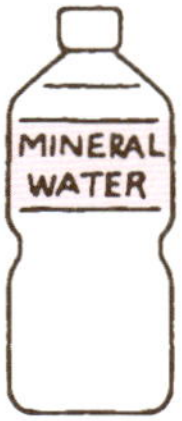

ミネラルウォーターのラベルの見方

❶品名：ナチュラルミネラルウォーター
❷原料名：水（鉱水）
❸原産国：○○
❹採水地：○○
❺殺菌方法：無殺（除）菌
❻賞味期限：容器上部に記載

❼栄養成分（100mlあたり）
ナトリウム　0.94mg
カルシウム　46.8mg
マグネシウム　7.45mg
カリウム　0.28mg

❽硬度　約1468mg／ℓ（硬水）
❾pH値　7.4

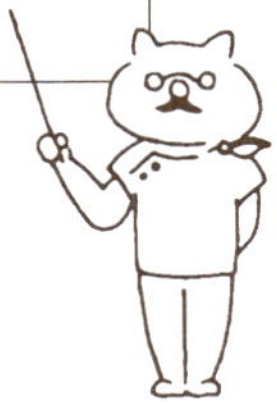

❶
•品名／商品の種類

•ナチュラルウォーター
特定水源の地下水を、沈殿、ろ過、加熱殺菌した水。

•ナチュラルミネラルウォーター
特定の水源から採取された地下水で、ミネラル成分が溶け込んでいる。ろ過、沈殿、加熱殺菌以外の処理をしない。

•ミネラルウォーター
特定の水源から採取された地下水で、ミネラル成分が溶け込んでいる。ろ過、沈殿、加熱殺菌、または原水の混合、ミネラル分の調整、ばっ気（空気を溶け込ませること）などの処理をしたもの。

•ボトルドウォーター
飲用できる水をボトルに入れたもの。

❷ 原材料がどんな水なのかを示している。

❸ 製造された国名を示している。

❹ 水が採れた場所。

❺「加熱殺菌」「オゾン殺菌」「紫外線殺菌」が代表的。ヨーロッパ産は非殺菌が多い。

❻ 未開封での品質が保持できる期限。

❼ 水に含まれている成分名と分量。この4つが表示されていることがほとんど。

❽ マグネシウムとカルシウムの含有量。一般的に数値が低いほど飲みやすく、高いほどミネラル豊富な水。「軟水」「中硬水」「硬水」が一般的。

❾ pH値／酸性・アルカリ性
酸性、アルカリ性のどちらに近いかを表示。「7.0未満＝酸性」「7.0＝中性」「7.1以上＝アルカリ性」。

さまざまなミネラルウォーター

水の硬度はカルシウムやマグネシウムの含有量で決まります。1リットルにつき100ミリグラム以下なら「軟水」、101〜300ミリグラムなら「中硬水」、301ミリグラム以上なら「硬水」。ミネラルぶんの少ない日本の水はほとんどが「軟水」です。

ミネラルウォーターには、カルシウム、マグネシウム、ナトリウム、カリウムなどのミネラルが含まれています。日本人は基本的にミネラル不足なので、なるべく硬度の高い水を飲むのがおすすめですが、人によっては飲みにくいと感じることも。無理をせずにカラダと相談しましょう。

体調によってミネラルウォーターの種類を選ぶのもあり。朝、マグネシウムが豊富な水を飲めば便通を促してくれますし、炭酸入りなら疲労回復や、血流を促すことで冷えにも効きます。

一日に必要な水の量は1.5リットル。夏場、汗をかいた日には2リットルくらいを目安に。

糖質制限　アレルギー　ダイエット　偏った食生活

自分が食べたものを記録する

カラダによい理由

- 食べたものを記録して客観視することで、栄養の偏りに気づける。
- 食べ物が原因で、不調やアレルギーを引き起こしていることも。改善や予防になる。
- 糖質量も記しておけば、暴飲暴食を自覚してダイエットに。

食事日記をつけてみよう！

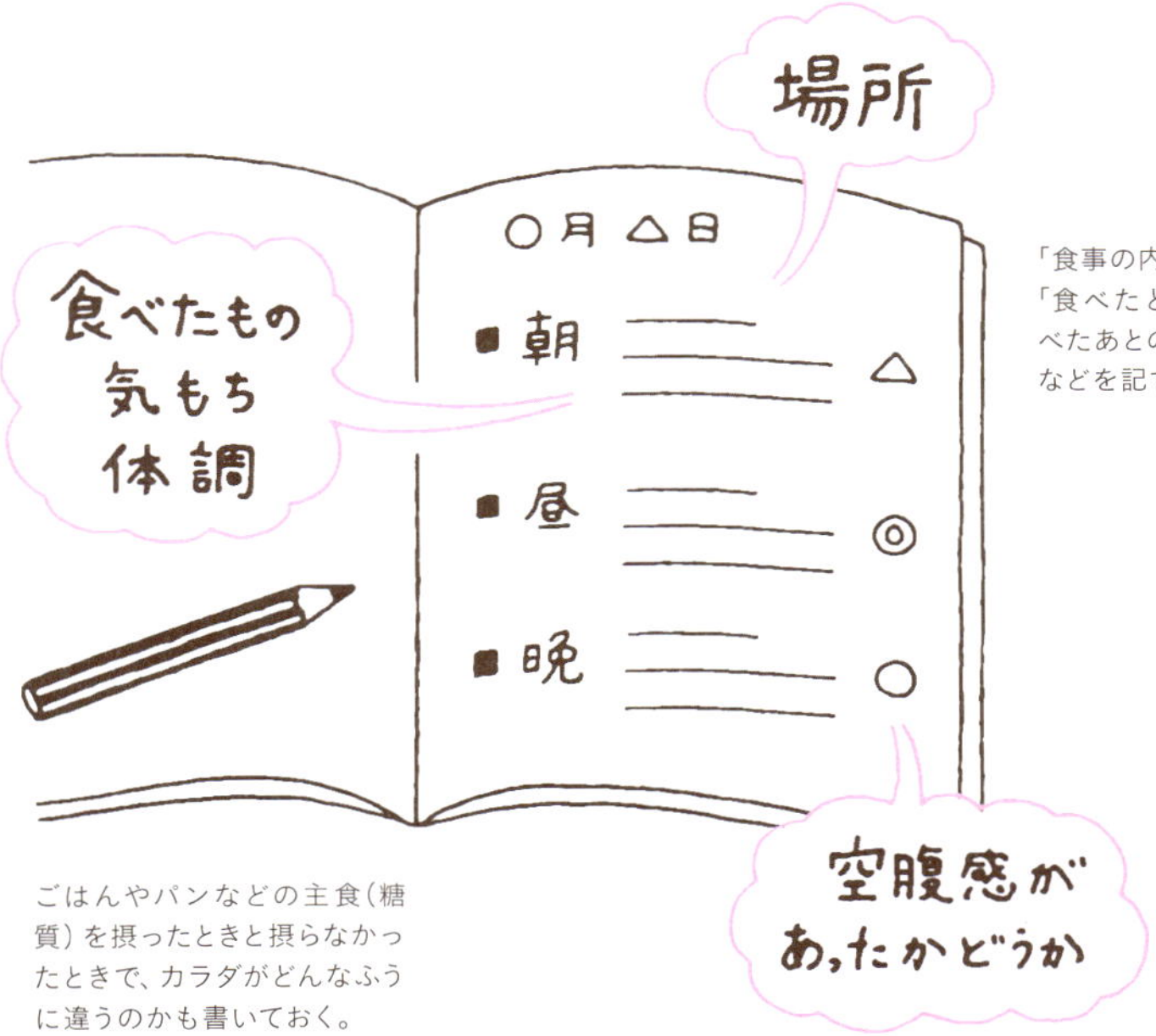

「食事の内容」「食べた店」「食べたときの感情」「食べたあとのカラダの状態」などを記す。

ごはんやパンなどの主食（糖質）を摂ったときと摂らなかったときで、カラダがどんなふうに違うのかも書いておく。

食生活を見直すきっかけに

日々の食事を記録しておくと、今後の食生活の見直しに便利。自分の食事の偏りや欠点を知ることができるからです。たとえば「朝：白米とみそ汁」「昼：ミートソーススパゲティ」「夜：とんこつラーメン」など、糖質に偏っていることに気づいたら、主食ばかりではなく肉や野菜などのおかずをとり入れる発想が生まれます。また、食後にアレルギーや体調不良を起こすことが多いなら、カラダが受けつけない食材を特定する上でも、食事内容を記録しておくことは重要です。

記録には食事内容とともに「食べた店」「食べたときの感情」も記しておきましょう。特定の店でデザートを買ってしまうことがわかれば、その店の前を通るのはさけるようにします。また、ストレスが原因でドカ食いをしていることが判明したら、食べ物ではなく別のことでストレスを発散するように心がけましょう。暴飲暴食の原因を究明するためにも食事の記録は有効です。

美肌　小顔　胃腸の不調　ダイエット

食事では、ひとくち30回かむ

カラダによい理由

- よくかむことで「たくさん食べた」と脳が錯覚して満腹感を得られる。
- よくかむと、糖質やデンプンなどが吸収しやすい形に分解されて、胃腸にやさしい。
- 顔の筋肉も鍛えられ、引き締まる。

まずは数えながらかんでみる。

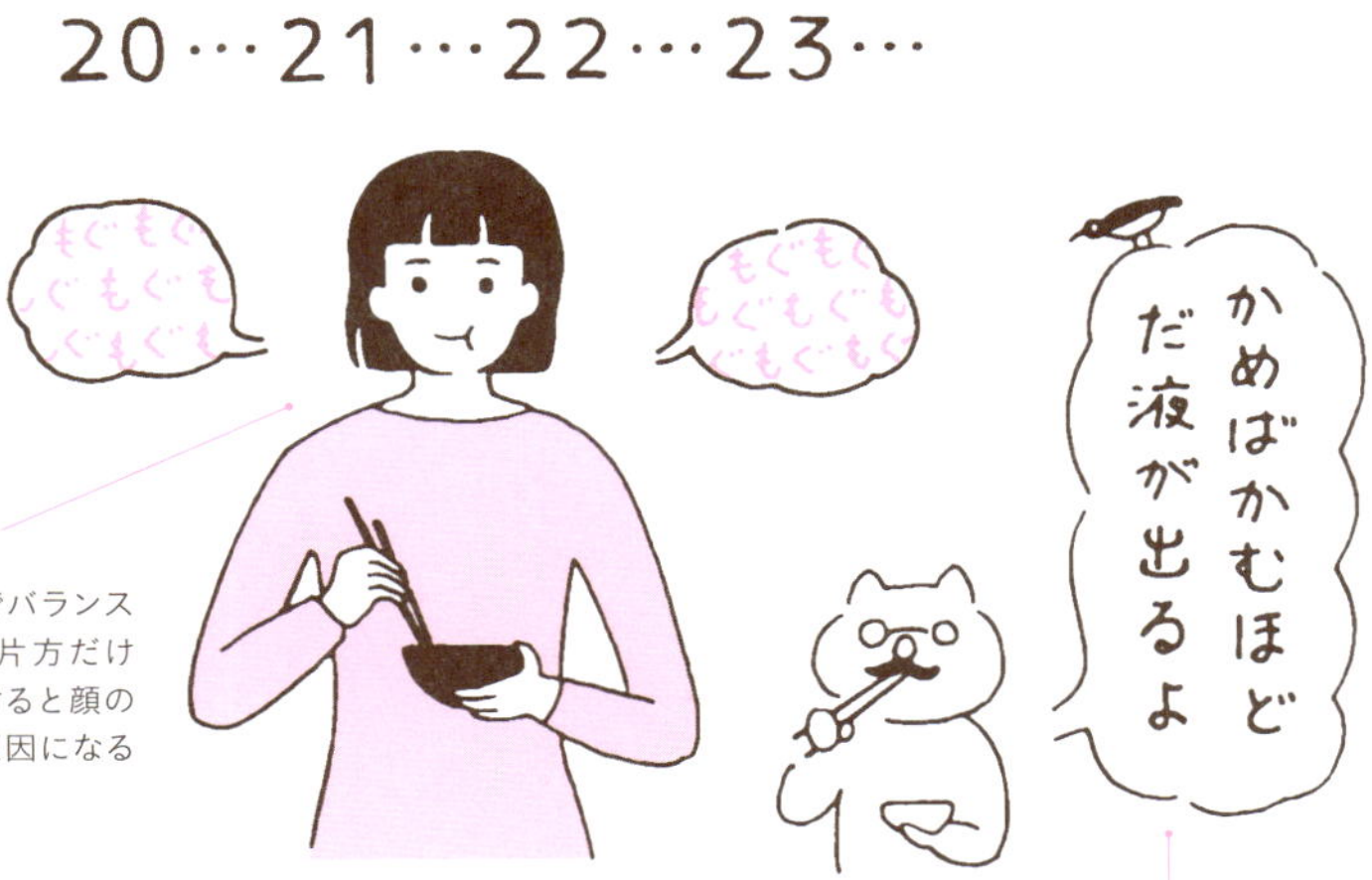
20…21…22…23…
もぐもぐ
かめばかむほどだ液が出るよ

左右の歯でバランスよくかむ。片方だけでかみ続けると顔のゆがみの原因になるので注意。

食事中の水分を控えめにすると、唾液がよく出る。

あまり意識していなかった味や香りなどにも意識が向くようになる。

よくかめば美容によい唾液成分が出てくる

やわらかい食品が多くなったからか、現代人はかむ回数が減少しているといわれます。試しに数えながら30回かんでみてください。思ったより長い時間ではありませんか？ ふだんの食事で、いかにかまずに食べているかがわかります。よくかめば、少ない量でも満足感を得られて、ダイエット効果も。

たくさんかむと、唾液がよく出ます。この中には美容に効く成分が含まれているといわれます。ひとつは耳下腺《じかせん》から出る唾液に含まれるホルモンのパロチン。パロチンは白内障や更年期障害の治療薬として使われている成分で、しみやしわを防ぐ効果があります。もうひとつが肌の細胞の再生を促してくれるEGFというタンパク質の一種です。

最低でも30回、プラスアルファの効果を期待するなら50回以上はかみましょう。何回もかむことで顔の筋肉も鍛えられるのでしわやたるみがなくなって小顔にもなれますよ。

糖質制限　ダイエット

食べる順番は「野菜→おかず→主食」

カラダによい理由

- 糖質を多く含む主食（白米など）の前に満腹になれる。主食の量が減ってダイエットに。
- 野菜に含まれる食物繊維が、糖質・脂質・コレステロールの消化吸収を遅らせる。主食から食べるより、血糖値の上昇を抑えられる。

食べ方には順番がある！

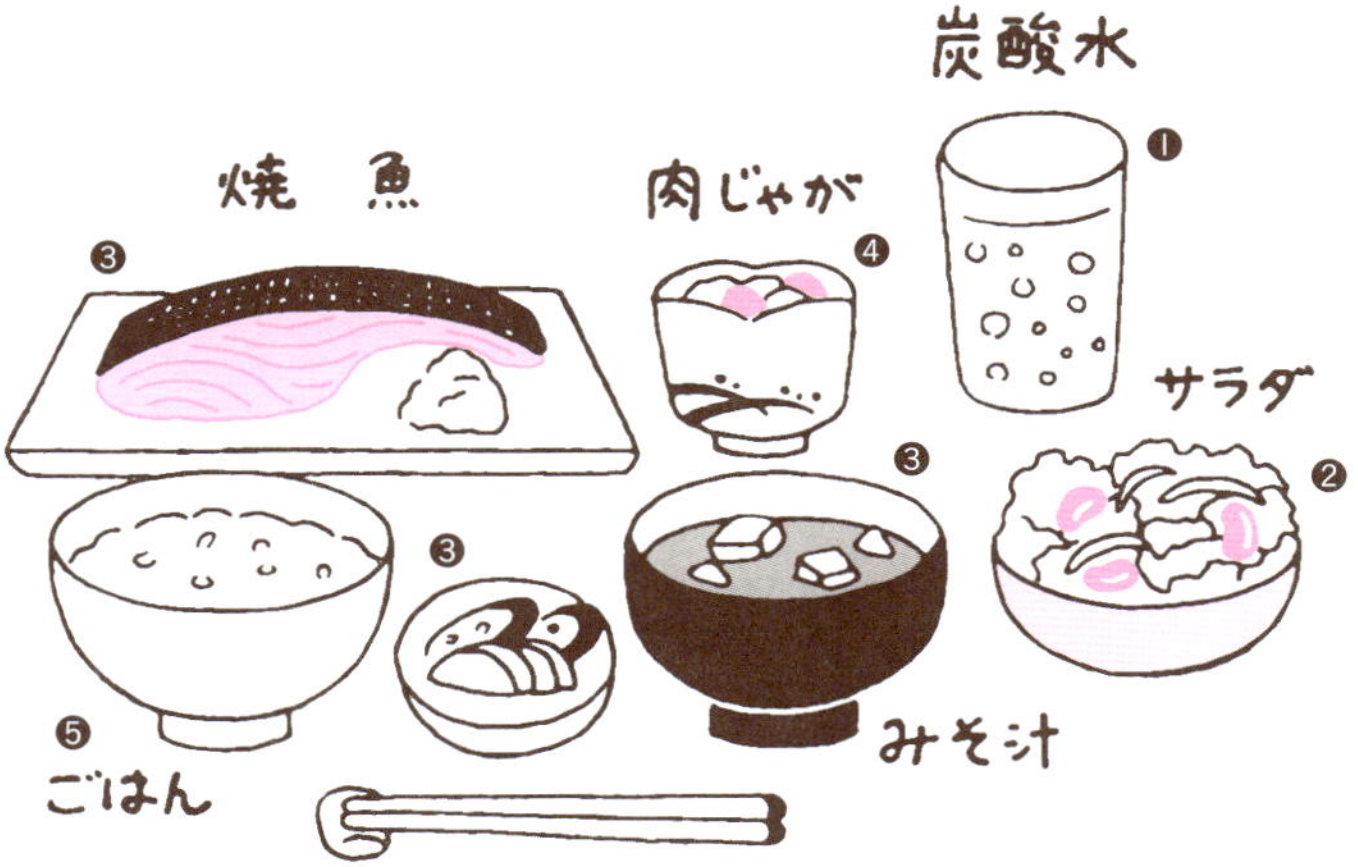

❶ 最初に炭酸水を飲むと、お腹がふくれてドカ食い防止になる。

❷ 野菜類を食べる。食物繊維が血糖値の急上昇を防いでくれる。

❸ 野菜のあとは焼魚、みそ汁、漬物など、好きなおかずを食べる。

❹ イモ類や根菜類は糖質が多いので、主食と同じ扱い。終盤に食べる。

❺ 最後に主食のごはんを食べる。無理して全部食べようとしない。
外食時はごはんを「少なめ」にしてもらうなどの工夫を。

主食を後回しにして血糖値の上昇を抑える

空腹時に糖質を含む主食（白米、パンなど）を先に食べてしまうと、血糖値が急激に上昇してしまいます。これは肥満のもと。それを防ぐには主食ではなく、まずはサラダや煮物などの野菜から食べること。野菜の食物繊維が糖質をゆっくり吸収してくれるので、血糖値が急激に上がるのを防ぎます。野菜の次は糖質を含まないものであれば、好きなものを好きなだけ食べて大丈夫。できれば肉や魚で良質なタンパク質を摂りましょう。

この順番にすると「最後のお米が食べ切れない！」となりますが、そうなればしめたもの。主食だからといってたっぷり食べなくてはいけない決まりはないのです。最初からごはんを半分の量にしておくのもおすすめです。

注意したいのは、イモ類のおかず。サツマイモ、ジャガイモなどは糖質を多く含むので、主食と同じく最後に食べるとよいでしょう。

 ツボMEMO 太白【たいはく】

ダイエット　胃腸の不調　自律神経の乱れ　集中力低下

食べるところを実況中継してみる

カラダによい理由

- 食事に集中するから、味わいながら食べられる。味覚に鋭くなる。
- 食べる速度が遅くなり、早食い・ドカ食いをしなくなる。

まずは白いごはんでやってみる

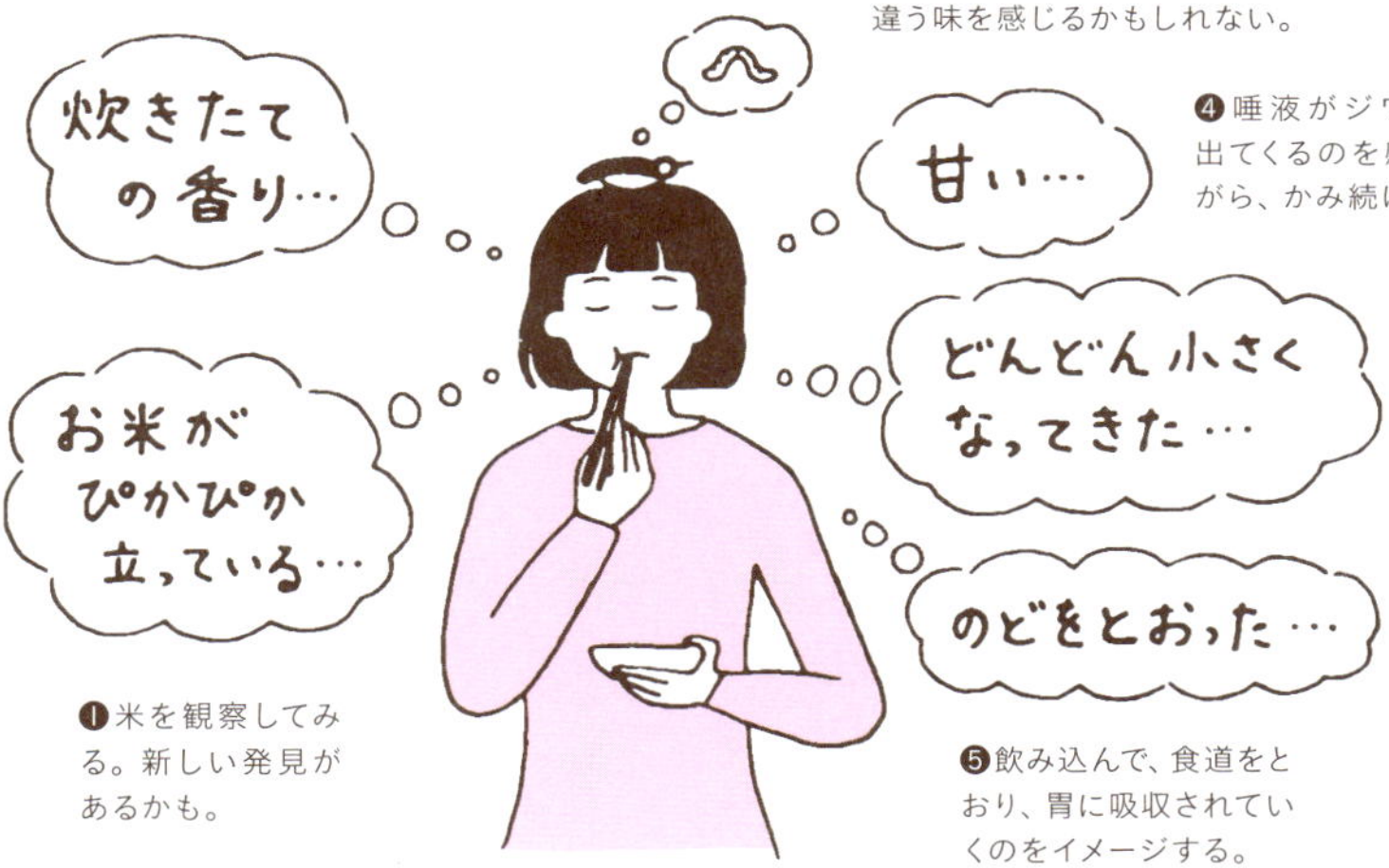
炊きたての香り…
甘い…
お米がぴかぴか立っている…
どんどん小さくなってきた…
のどをとおった…

❷口に入れる前に香りを楽しむ。

❸味わいながらかむ。いつもとは違う味を感じるかもしれない。

❹唾液がジワジワ出てくるのを感じながら、かみ続ける。

❶米を観察してみる。新しい発見があるかも。

❺飲み込んで、食道をとおり、胃に吸収されていくのをイメージする。

食事に集中することが健康につながる

いつも「ながら食べ」をしていませんか？ インターネットや本、テレビを見ながら食べたり、仕事をしながら早食いしたり。これではよくかんで食べるのは無理ですね。ただ機械的に食べ物を口に運んでいるだけでは、健康によいとはいえません。

まずは一食でもいいので、自分が食べる様子を心の中で実況中継してみましょう。

「みそ汁のよい香りがする」「漬物に箸をつけて口に入れた。よい歯ごたえ」など、動作ひとつひとつを確認しながら五感で食事をし、口に入れたものが自分の骨、肉になっていく感覚を味わってみてください。時間をかけて食べることで、満足感も大きく、ドカ食い防止にもなります。偏食も見直せて、いつもよりごはんがおいしく感じる人もいます。そして何より、心が落ち着きます。

食は生きる上でもっとも欠かせないこと。時間をかけて向き合ってみましょう。

 ツボMEMO 太白【たいはく】

ゲップ　おなら　膨満感　集中力低下

ゲップとおならがよく出るなら、早食いと話しながら食いをやめる

カラダによい理由

● ゲップやおならがよく出るのは、食事中によぶんに空気を飲み込んでいるのが原因のことも。

● ゆっくり食べて、食事に集中すれば空気をいっしょに飲み込まない。

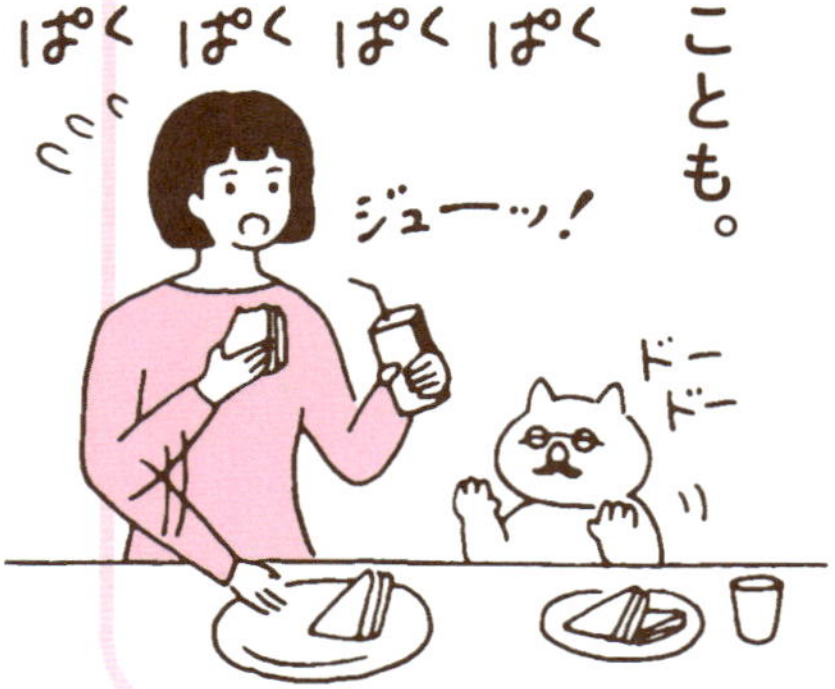

ツボMEMO　上脘【じょうかん】、下脘【げかん】

眼精疲労 視力低下

目の疲れには「ブルーベリー」

カラダによい理由

- ブルーベリーに含まれるポリフェノール、紫色の色素成分アントシアニンが眼精疲労に効く。
- 摂取してから2〜4時間で効果を発揮。持続はしないので、サプリメントで毎日摂り続けるのがよい。

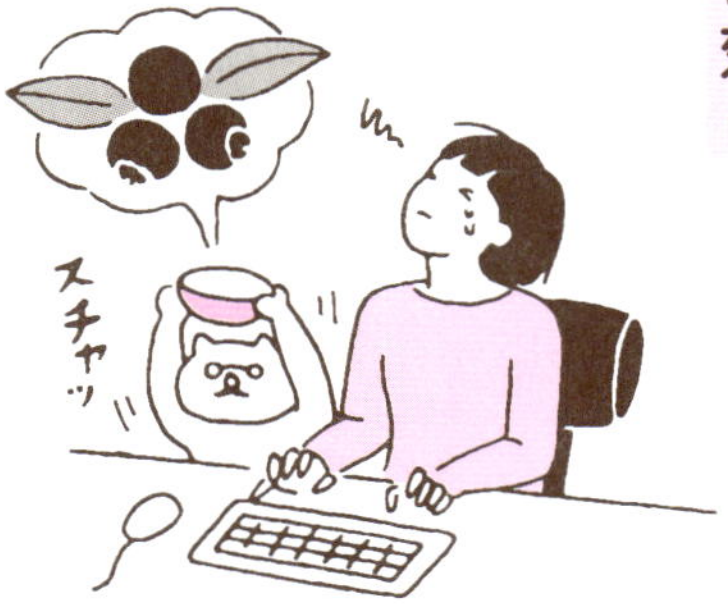

昼間にIT機器を使用する人は、目によいサプリメントの服用を。

食欲不振　胃腸の不調　膨満感　慢性疲労

食欲がないときは、無理に食べない

カラダによい理由

- 無理をして食べると、胃腸へのストレスで消化不良になる。
- 「食べすぎる」「食が細くなった」など、食欲に関する悩みは不調がある証拠。カラダ、心を点検してみる。

食欲のないときは
食べない勇気を！

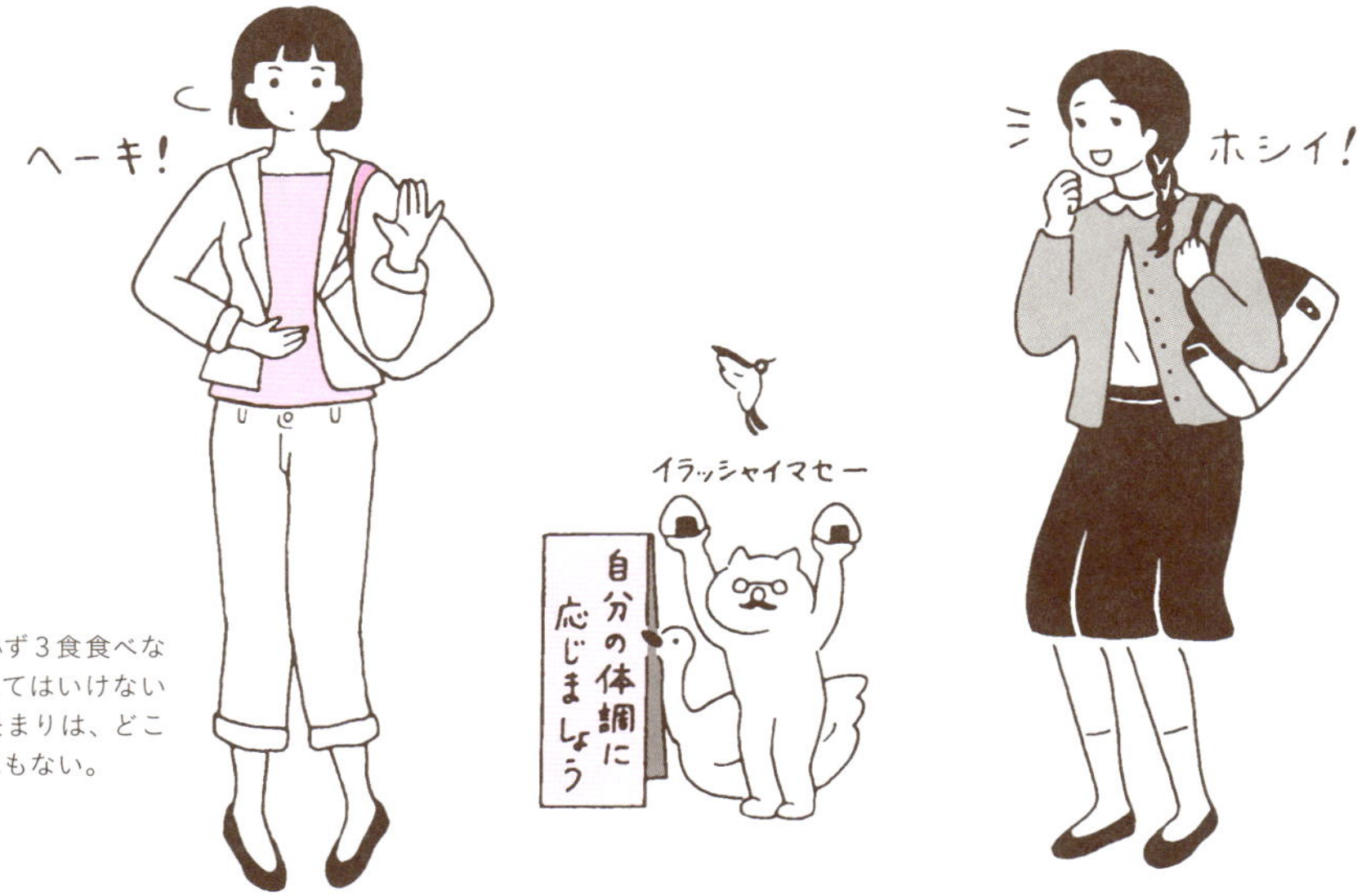
ヘーキ！
イラッシャイマセー
自分の体調に応じましょう
ホシイ！

食べたいときは
食べる！

必ず3食食べなくてはいけない決まりは、どこにもない。

ただし、脱水症状を起こさないよう、温かい飲み物などで水分補給を。

すぐに食べ物に手を伸ばさない。食欲がなければ無理に食べる必要なし。

食欲がないときは食欲が出るまで待つ

自然療法を提唱するドイツの医科大学のイセルス教授は「世界には2人の名医がいる。それは食欲不振と発熱だ」という言葉を残しています。これは、食べなかったり、熱を出したりすることで、カラダが自分で回復しようとしていることを指しています。たとえば風邪の場合、食べるエネルギーを節約して、ウイルスを撃退します。食べないことで、カラダの回復も早くなるのです。「食べないと元気にならない」「少しでも食べたほうが病気の治りが早い」というのはある種の思い込みです。「今日はいつもより疲れたな……」と感じたら、試しに食事を抜いてみると、疲労が早く抜けるのを実感できます。

食欲がないのに無理に食べる必要はありません。食欲がわかないのは胃腸が弱っていることをカラダが訴えているからかもしれないのです。本当に空腹を感じるまで待ってみるのも大切です。

 ツボMEMO 中脘【ちゅうかん】

ダイエット　デトックス　便秘　肌荒れ　気づき

短期間の断食をしてみる

カラダによい理由

- 断食をすると、腸内環境がリセットされて内臓の代謝が上がる。内臓が元気になる。
- 内臓の代謝が上がると、肌荒れも改善する。
- 食べ物のありがたみがわかる。

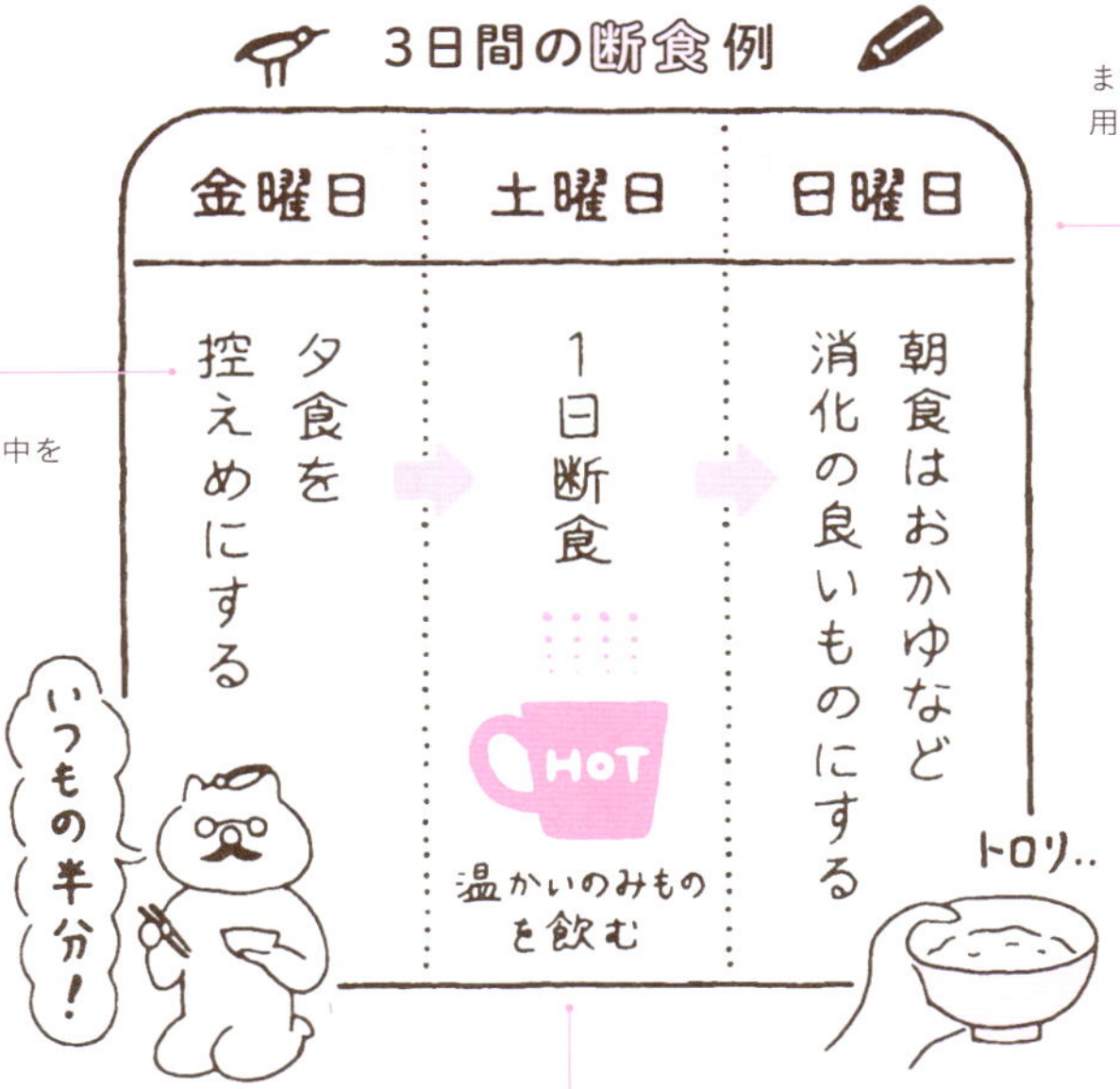
3日間の断食例
金曜日
夕食を控えめにする
いつもの半分！
土曜日
1日断食
HOT
温かいのみものを飲む
日曜日
朝食はおかゆなど消化の良いものにする
トロリ..

まずは週末を利用して断食を。

徐々に胃の中を空っぽに。

カラダが軽くなったり、お通じがよくなったり、いつもとは違う感覚を味わえる人も。

固形物は摂取しない。インターネットなどで、食に関する情報をなるべく入れないこと。カラダを動かすと気がまぎれる。

腸内環境がリセットされ善玉菌が増える

毎日食べ続けることで、じつは内臓は疲れ切っています。そんな内臓を短期間の断食で休めてあげませんか？　腸内環境がリセットされて善玉菌が増えます。つまり、何も食べないことが、かえって腸の働きを活発にして排泄力を高めるのです。するとたまっていた老廃物や食べ物のカスが便になって出ていきます。肌の調子もよくなるでしょう。

食べる意味を考えるきっかけに

断食をしてみると、お腹が空いて動けなくなるのではなく、カラダが軽くなる気分を味わえます。また体内がきれいになること以外にも、食に対する思い込みを変えるきっかけになるでしょう。「一日3食食べなければいけない」「食べ物から栄養を摂らなければいけない」などの習慣に縛られていたことにも気づけます。味覚や嗅覚にも敏感になり、食べることをもっと味わえるようになるのです。

4章

動

カラダの滞りを流す健康のコツ

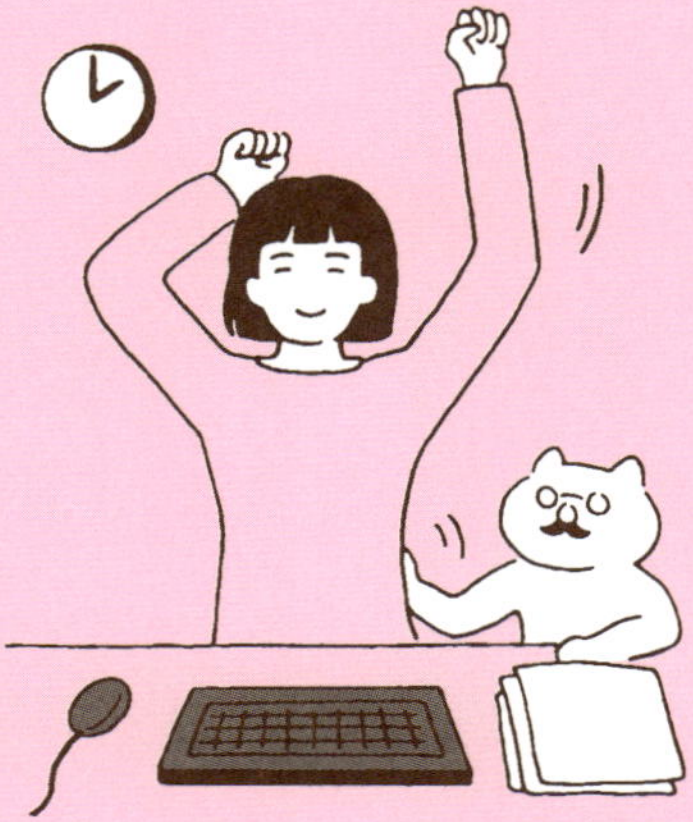

運動がカラダによいからといって
毎日同じ動きでは意味がありません。
いろいろな動きをすることが
カラダ全体の滞りをなくします。
そのためにはふだん動かさない部分を
意識することが大切です。
ここでは、仕事の合間や就寝前など、
いつでもできるかんたんな動きを紹介します。

自律神経の乱れ　不眠　うつ　気分転換

朝陽《あさひ》を浴びる

カラダによい理由

- 朝に陽の光を浴びると、心身が活動状態になる。
- ネガティブな気もちがやわらいで幸福感がアップする。
- 朝陽を浴びると夜には、睡眠を促すホルモンの「メラトニン」が分泌。しっかり眠れるようになる。

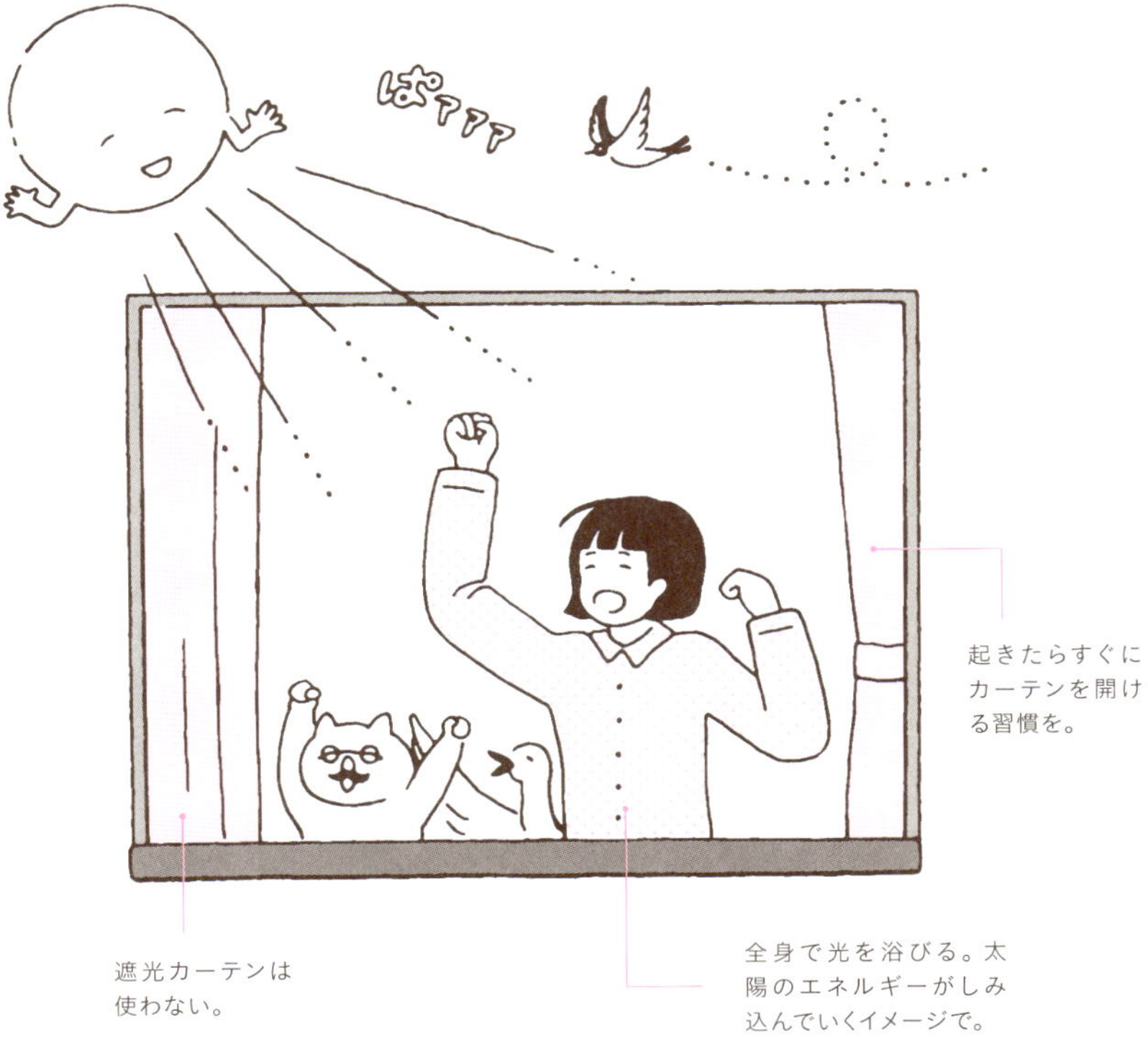
ぱァァァ
起きたらすぐにカーテンを開ける習慣を。
遮光カーテンは使わない。
全身で光を浴びる。太陽のエネルギーがしみ込んでいくイメージで。

太陽の光が体内時計を整えてくれる

内臓や血管など、意識して動かしていない部分は、すべて自律神経によってコントロールされています。そのため自律神経が乱れると大変です。冷え症や食欲不振、不眠症、生理痛など、さまざまな不調が現れます。「調子が悪い……」。そんなときは自律神経の乱れを疑ってみましょう。

自律神経が乱れたら、まずは体内時計のリズムを整えるのが有効です。そのためには規則正しい生活を心がけるのはもちろん、朝はしっかりと陽の光を浴びましょう。朝陽を浴びることで、夜になると睡眠を促すメラトニンが分泌され、カラダを眠りモードに導いてくれます。体内時計のリズムを一定に刻むのにとても大切な役割をしてくれるのです。

せっかくの太陽の光を遮光カーテンで遮《さえぎ》ってしまうと、メラトニン分泌のリズムが狂いますし、朝なのか夜なのかカラダが認識できなくなってしまうので要注意です。

体調管理　口臭

毎朝、舌を鏡でチェックする

カラダによい理由

- 体調によって変化する舌の「色」「大きさ」「厚み」「舌苔《ぜったい》」などで、自分の健康状態がわかる。
- 毎朝続けることで、体調の変化に気づきやすくなる。

CHECK 舌チェック表

色	**紫** → 血行不良 **色が薄い** → 貧血ぎみ	ツボMEMO 合谷《ごうこく》、太衝《たいしょう》 ツボMEMO 太衝《たいしょう》、膈兪《かくゆ》
大きさ・厚さ	**歯形がついている** → むくみがある・疲労 **小さくて薄い** → 栄養不足・水分不足	ツボMEMO 豊隆《ほうりゅう》、公孫《こうそん》 ツボMEMO 太白《たいはく》、足三里《あしさんり》
舌苔	**白い** → 胃腸が弱っている・糖質過多 **黄色い** → 熱がこもっている・食べすぎ・胃炎・風邪	ツボMEMO 大椎《だいつい》、命門《めいもん》 ツボMEMO 内庭《ないてい》、曲池《きょくち》、支溝《しこう》

理想的な舌

- ピンク～淡い赤色。
- 薄くも厚くもなく、真ん中がふっくらとして、適度な弾力がある。
- うっすらと苔がある。
- 中国医学で「淡紅舌薄白苔《たんこうぜつはくはくたい》」という。

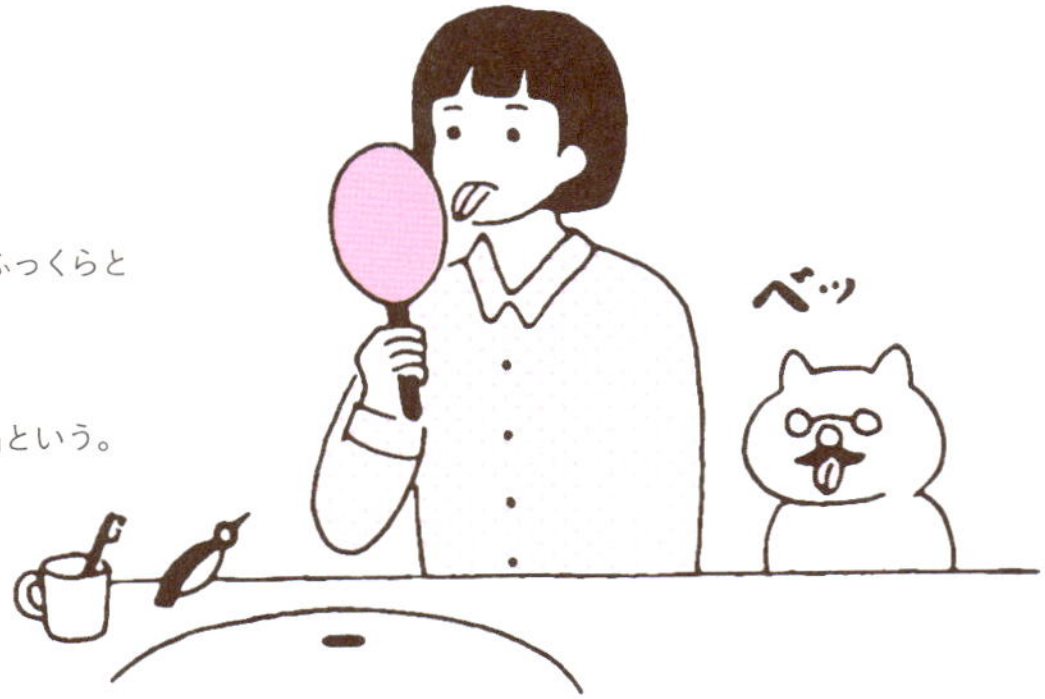

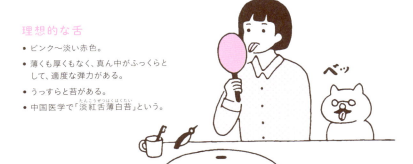

舌苔が口臭の原因だった

病院で「舌を出して」といわれたことはありませんか？　東洋医学では「舌診《ぜっしん》」といって、内臓の調子を舌で診《み》ます。舌の状態は色・大きさ・厚み・舌苔で確認しますが、女性に気にしてほしいのが舌苔です。舌の苔《こけ》と書く舌苔は、食べかすや口の中の細菌が舌に堆積《たいせき》したもので、多くの口臭の原因ともいわれます。

うっすらと白く覆われているだけなら健康的ですが、苔が生えたようにびっしりと分厚く、ときに黄色っぽいようなら問題あり。白い舌苔なら糖質のとりすぎでカラダが冷えているので、糖質は控えるように。黄色い舌苔なら胃に熱がこもっている証拠。食事を減らし、胃を休ませるようにしてください。

食生活に気をつけるだけでも舌の状態はよくなりますが、気になる人は舌ブラシを使って舌苔をとることもできます。ただし舌の粘膜を傷つけないように、起床時の一日1回を目安に。磨きすぎると舌を傷めてしまうので注意しましょう。

歯周病　口臭　体調管理

朝起きたら、うがいをする

カラダによい理由

- 就寝中に大量発生した細菌を一掃。風邪や口臭の予防になる。
- 歯周病菌と歯垢もとれやすくなり、歯周病予防になる。

正しいうがいのやり方

① コップに水、またはぬるま湯を用意する。

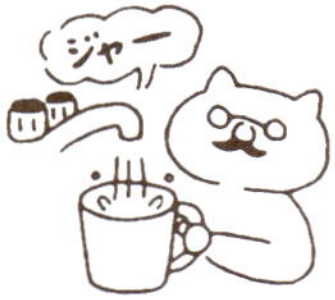

② 水(ぬるま湯)を口に含み、正面を向いたまま口を動かしブクブクとうがいをする。

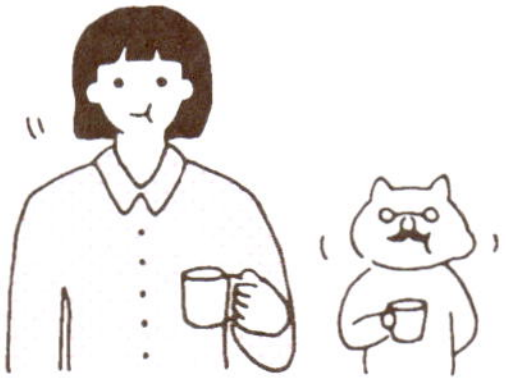

③ 新たに水を口に含み、顔を天井に向けて、「あー」と声を出しながら15秒ほどうがいをする。のどを洗浄するイメージ。

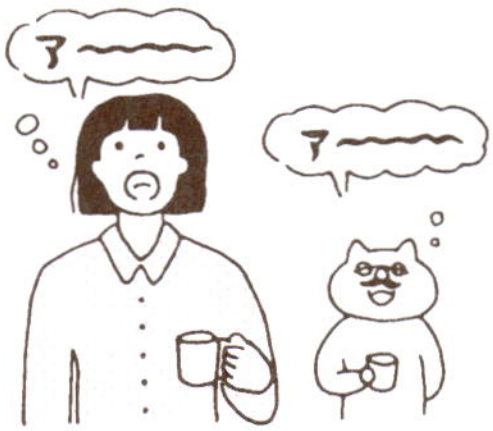

寝ている間に口の中では細菌が繁殖

うがいは、帰宅後や食後だけに行えばよいものではありません。起床直後の口の中もかなり汚れているので、うがいは必須です。

朝起きて口の中がネバネバしたり、におったりしていませんか？ これは寝ている間に唾液の出る量が減ることで、細菌が増殖してしまうからで、だれにでも起こり得る事態なのです。口内には100種とも200種ともいわれる細菌が存在しているため、増殖後はおびただしい数になっています。

朝食や飲み物を口に含む前に、138ページの舌のチェックとともに、うがいも習慣化しましょう。

うがい薬は使わない

うがいをするときは水かぬるめの湯で行います。健康なときに殺菌効果の高いうがい薬を使うのはさけましょう。のどへの刺激になる上に、口のなかの善玉菌も死滅してしまうので逆効果です。

毎朝、体温を計る

体調管理　生理トラブル　不妊　ダイエット　婦人科系疾患　情緒不安定

カラダによい理由

- 自分の体温を知っておくと女性ホルモンが正常に分泌されているかが把握でき、妊娠しやすい期間や生理の開始日がわかる。
- 生理後から次の排卵までがやせやすいタイミング。ダイエットに最適な時期がわかる。

正しい基礎体温の計り方

① 夜寝るときに、体温計を枕もとに置いておく。朝、目が覚めたら、そのままの状態で体温を計る。なるべく一定の時刻に計ると正確な記録になる。

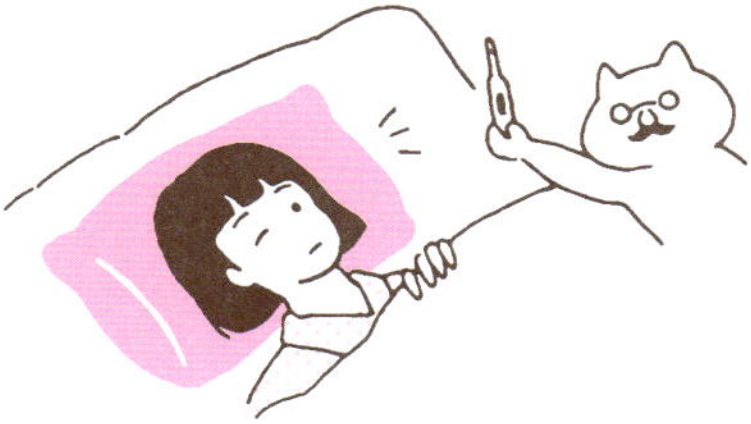

② 体温計を口に入れて計る。動かず静かに。

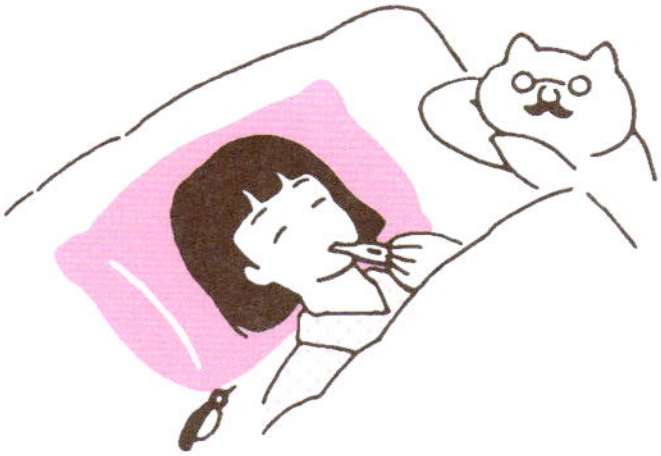

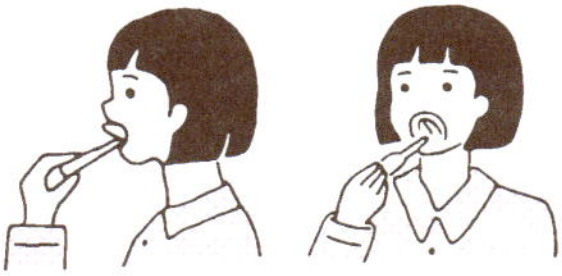

体温計は舌の下の奥にある、中央のすじに当てる。ずれないように手に持ったまま計るのがポイント。

③ 体温を確認して、手帳などに記録を残す。

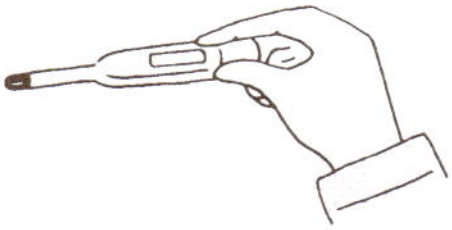

まずは自分の体温を知ること

健康的な女性の体温には、排卵日から生理までの「高温期」と、生理開始から次の排卵日までの「低温期」があります。高温期は12〜14日間で、低温期との体温の差は0.3〜0.5度。数か月間計ると、排卵期や生理の開始日が予想できるようになります。

また女性は、ホルモンの動きで体調やメンタルが変動します。今は妊娠の予定がなくても、体温を計りカラダのリズムを把握しておくことは大切。気分の浮き沈みにも冷静に対応できるようになるでしょう。

ダイエットには低温期がベスト

生理開始から次の排卵までの低温期には、女性ホルモンのエストロゲンの分泌が増えて、代謝がアップするのでダイエット効果が出やすいときです。逆に排卵日から生理までの高温期は、女性ホルモンのプロゲステロンが妊娠に備えて水分や脂肪をため込もうとしてむくみやすく、体重も増加しがち。そのため、代謝が悪くダイエット効果が表れにくい期間です。

体調管理　気づき

自分のカラダに触れて、自分のカラダを感じる

カラダによい理由

- 意外と知らない自分のカラダのコンディションがわかる。
- 実際にカラダに触れてみると「乾燥しているかも」「意外とコリがあるなあ」など、不調を客観視できる。
- 症状が悪化する前に改善できる。

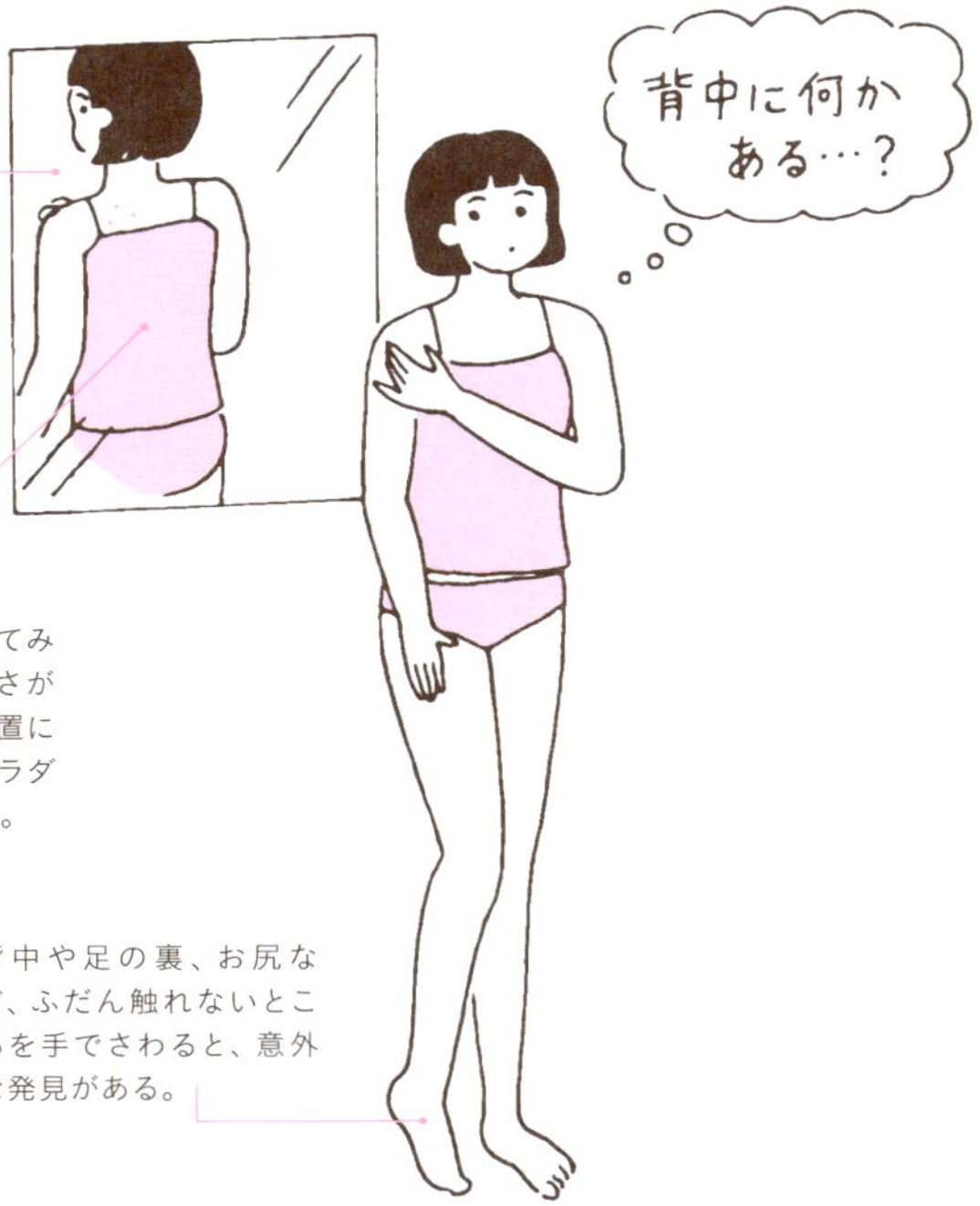
背中に何か
ある…？

入浴前に、鏡で全身をチェックする習慣を。なるべく裸がよい。

直立した姿を鏡で見てみると、左右の肩の高さが違っていたり、腰の位置に左右差があったり、カラダのゆがみにも気づける。

背中や足の裏、お尻など、ふだん触れないところを手でさわると、意外な発見がある。

健康にマニュアルはない

不調が生じたら、病院や整体などに駆け込む人も多いのでは？　プロにまかせるのは間違いではありませんが、日ごろから自分のカラダの状況を自分で知ることが大切です。そのために、まずはカラダに触れてみましょう。手でさわることで不調の状態もよくわかります。想像以上に「太ったなあ」「乾燥してる……」など、発見があるはずです。毎日続けることで、コンディションの変化にも気づけます。

また、「5回マッサージする」「一日30分はマスト」など、つい健康マニュアルにこだわりがちですが、人のカラダは十人十色。単純に指示に従うのではなく、「◯回するのが合うみたい」「今日は10分以上できた」のように、感覚を大切にしましょう。自分のカラダと対話するイメージです。自力で何とかしようというベースがある上でプロの力を借りると、健康に導くパワーが何倍にも上がります。自分のカラダを他人まかせにしないことが大切です。

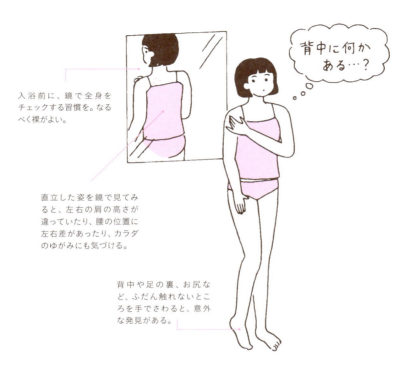

体調管理 気づき

体調日記をつける

カラダによい理由

- 変化を記録することで「過去・現在・未来」の自分の健康を考えられる。
- 飲んだ薬を把握しておけば薬の飲み合わせや重複服用をチェックできる。
- 診察の際に、医師に正しく病状を話せる。

カラダの履歴を残そう!

◎ 体温
カラダのバイオリズムがわかる。142ページで紹介した基礎体温を記しておくのがベスト。

◎ 体調
100点満点で何点かを記す。自分なりの基準でOK。心の状態も書いておくとよい。

◎ 生理の有無
定期的に生理が訪れるかどうかは、カラダの状態を知るために重要な要素。頭痛などの不調の原因は生理（ホルモンバランスの乱れ）によることも多い。

◎ 服用した薬
どんなタイミングで薬を飲んでいるのかがわかる。サプリメントも記す。

◎ 排便の有無
便秘の定義はないが、できれば毎日排便しておきたい。状態も記す。

◎ 睡眠の状態
「寝つきがよいか」「途中で目が覚めたか」「熟睡感はあるか」「朝早くに起きてしまっていないか」などを記す。

◎ 頭痛の有無
特定のタイミングや周期で頭痛を発症する人が多い。発症の傾向がわかり、予防できるようになる。

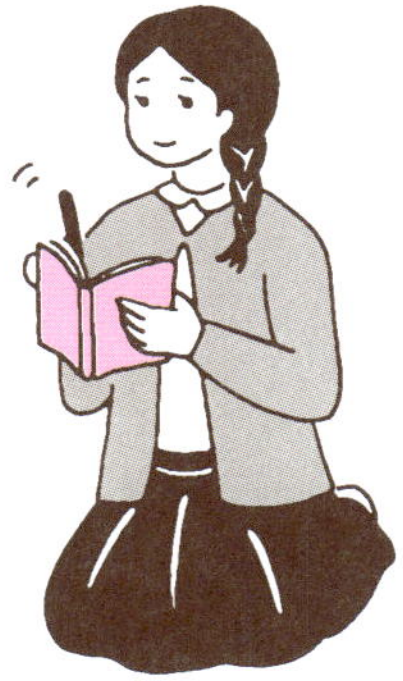

自分のカラダの傾向に合った、オリジナルの項目を追加するのもおすすめ。

カラダが発するサインに気づきやすくなる

病気は突然やってくるわけではありません。気づかぬうちに、少しずつカラダが変化して発症することが多いのです。

カラダのサインを見すごしていると、体調が悪くなってはじめて、「あのとき無理しなければ」と気づかされます。肌荒れ、口内炎、目の充血など、カラダが発するちょっとしたサインをキャッチできるようになれば、症状が重くなるのを防げます。たっぷり睡眠をとる、栄養のある食事を心がけるなど、早め早めにカラダをいたわることができるからです。そのためにも、日々の体調や気もちの変化を日記や手帳に記すことをおすすめします。メモ程度でかまいません。

女性は年齢とともに病気とはいえない未病と呼ばれる不調や、気分の浮き沈み、心のトラブルが増えます。記録を続けることでカラダと心の履歴が残り、不調の原因が見えてくるかもしれません。

体調管理　ストレス　リラックス

好きな香りを知って、味方にする

カラダによい理由

- 好きな香りをかぐと、脳からアルファ波が出てリラックスできる。
- 植物の芳香を用いた療法である「アロマテラピー（＝香り療法）」がよい。

カラダと心に効果のある自然療法である。

代表的なアロマテラピーの精油と効能

フローラルな香り

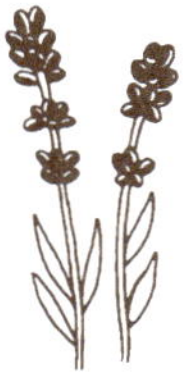

ラベンダー

ストレス、不眠、緊張などに。

リラックス効果が高く、抗菌・殺菌効果もある。

清涼感のあるハーブ系の香り

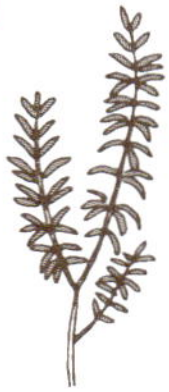

ローズマリー

集中力を高めたいときに。

記憶力を高める効果があり、スキンケアにも適している。

フレッシュな香り

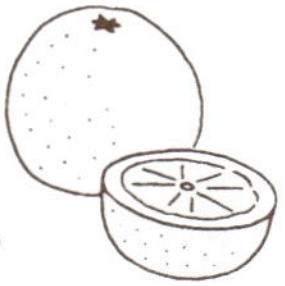

グレープフルーツ

元気がないとき、リフレッシュしたいときに。

むくみ改善、脂肪燃焼効果もある。

甘い香り

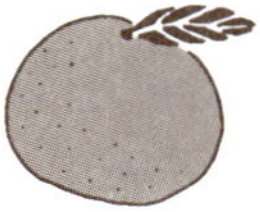

オレンジ・スイート

落ち込んだり、さみしさを感じたりしたときに。

胃腸を活発にする働きと、血液循環を高める作用もある。

シャープな香り

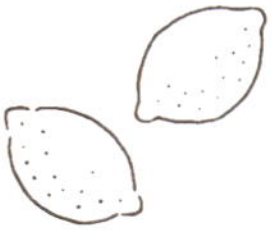

レモン

気分を切り替えたいときに。

便秘や胃のもたれにも。殺菌効果もある。

※その他の精油についてはP.216を参照。

CAUTION！

- 精油は、原液のまま肌につけない。薄めて使用する。
  例：マッサージオイル5ミリリットルに対して精油1滴
- 精油は、冷暗所に保管する。
- 使用期限を守る。
- レモンやベルガモットなど柑橘系の精油を肌につけて紫外線を浴びると、炎症を起こす場合があるので注意する。
- 敏感肌の人、妊娠中や授乳中、持病のある人は、主治医に相談する。

香りと感情は結びついている

好きな香りをかぐだけで、リラックスした気分になれませんか？　それは、香りは感情との結びつきが強いからです。通常、嗅覚以外の五感は思考や言語を司る大脳の新皮質《しんひしつ》を経由しますが、鼻から入った嗅覚の情報だけは、感情や欲求を司る大脳《だいのう》辺縁系《へんえんけい》にダイレクトに届きます。ここには自律神経やホルモン、免疫の調節をする役割があるので、香りをかぐことで、ストレスをやわらげ、自律神経の乱れを整えてくれます。

好きな香りを探すときは、人工的な香水よりも植物をベースにした「アロマテラピー」がおすすめです。香りがよいだけでなく、病気や外傷、不眠、うつなど多くのトラブルに有効とされており、医療現場でも用いられることのある療法です。

アロマテラピーは植物の種類によって効果が異なります。ただし、いくら「ラベンダー」に安眠効果があっても、その香りが苦手なら意味がありません。効果を高めるには好きな香りをかぐのがベストです。

運動不足　肩こり　背中のこり　むくみ　冷え　気分転換　うつ

一日1回、太陽礼拝をする

カラダによい理由

- 太陽礼拝はヨガの動き。意外と運動量があるのでカラダが温まる。
- とくに朝いちばんに行うと、全身の血の巡りがよくなり、気もちよく一日をスタートできる。
- 気もちがスッキリして、ポジティブになる。

SUN SALUTATION

太陽礼拝

「太陽礼拝」はヨガの動きで、太陽への感謝を意味する。できれば毎朝実践して、気もちよくカラダを目覚めさせよう。

①〜⑨をくり返す

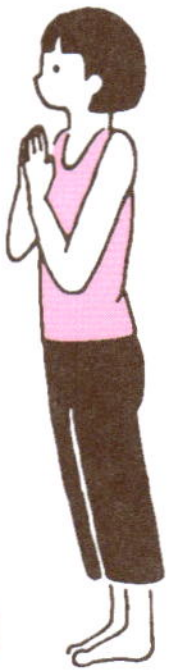

1 両手のひらを胸の前で合わせる。足は腰幅に開く。

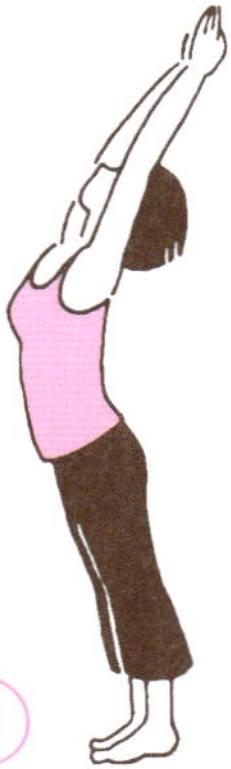

2 息を吸いながら、手を頭の上に伸ばし、上に引き上げるように上半身を反る。目線は上へ。

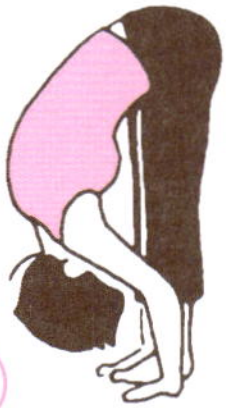

3 息を吐きながら、上半身を前に倒す。首、肩、腰に力が入らないように。

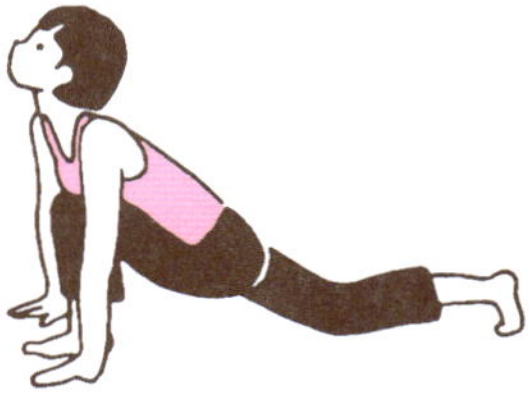

4 息を吸いながら、左ひざを曲げて右足を後ろに。目線は上へ。

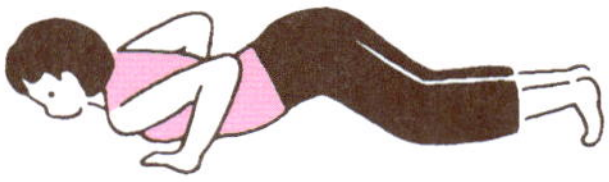

5 息を吐きながら、ひざを床につけ、胸も床へ。

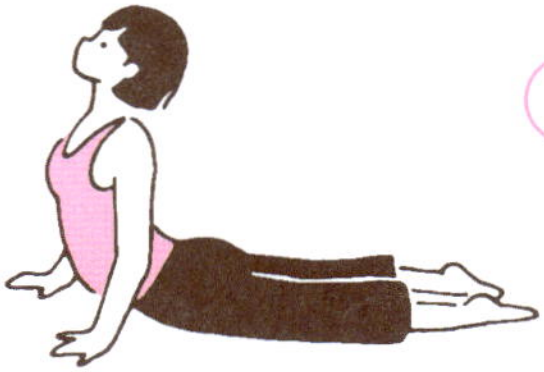

6 息を吸いながら、上半身を起こす。

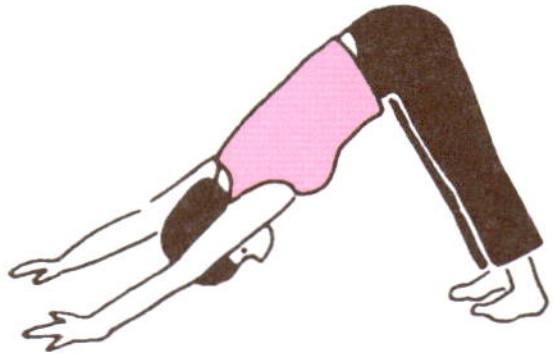

7 息を吐きながら、お尻を突き上げる。このまま呼吸を数回くり返す。

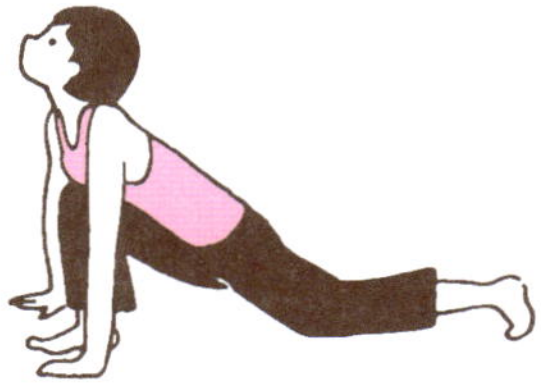

8 息を吸いながら、右ひざを曲げて前に。目線は上へ。

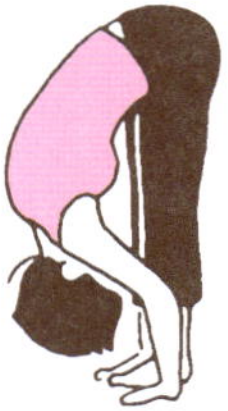

9 ③と同じ。①に戻る。

わき腹を伸ばす

運動不足　デトックス　冷え

カラダによい理由

- 硬くなった体側《たいそく》がほぐれ、毒素排出を高める。
- わき腹が刺激されてウエストがスッキリする。

［ヨガの三角のポーズ］

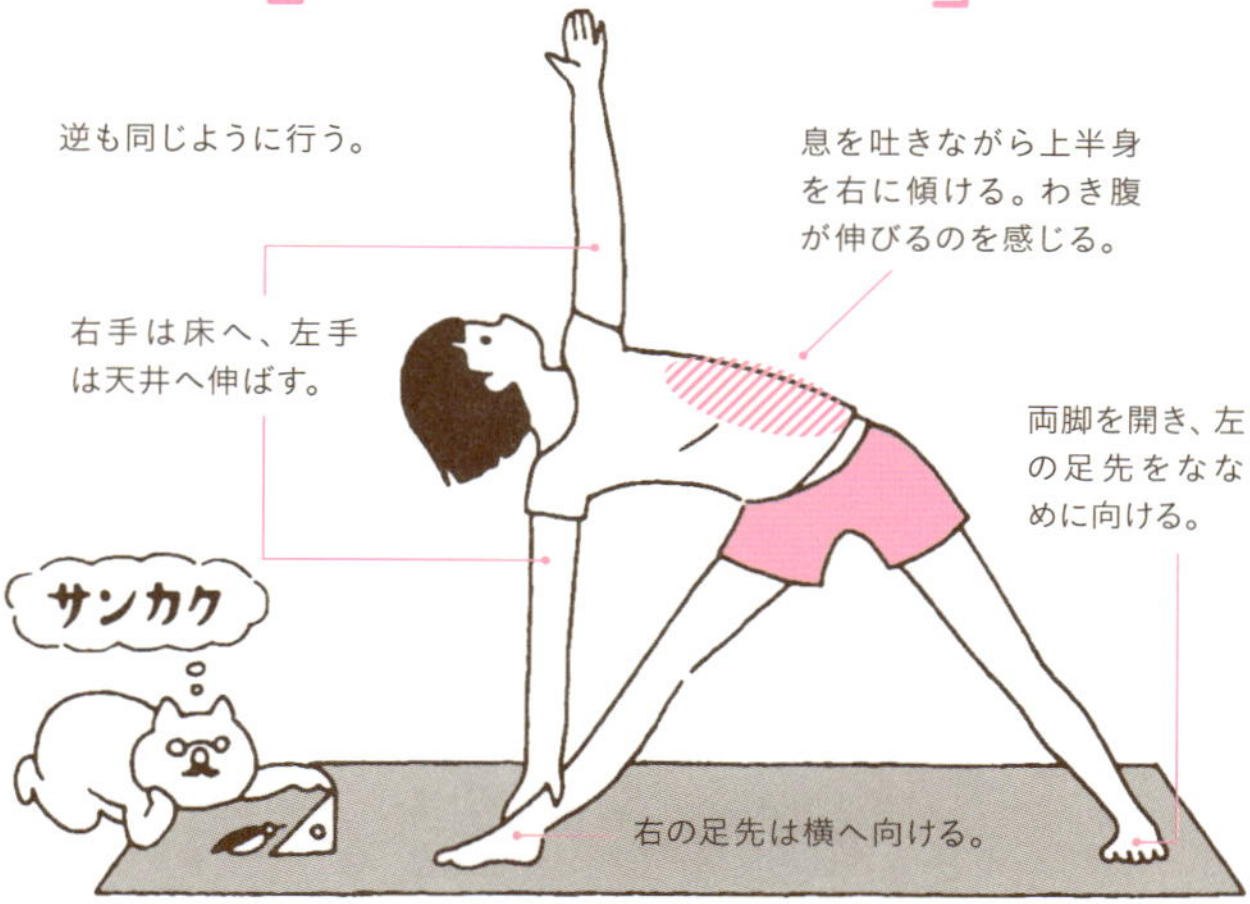
逆も同じように行う。
息を吐きながら上半身を右に傾ける。わき腹が伸びるのを感じる。
右手は床へ、左手は天井へ伸ばす。
両脚を開き、左の足先をななめに向ける。
サンカク
右の足先は横へ向ける。

運動不足 冷え むくみ デトックス

太ももの前を伸ばす

カラダによい理由

- 大きい筋肉の太ももを動かすことで血行がよくなり、冷えが改善。
- 血液、リンパが流れて下半身のむくみが解消する。

ヨガの鳩のポーズ

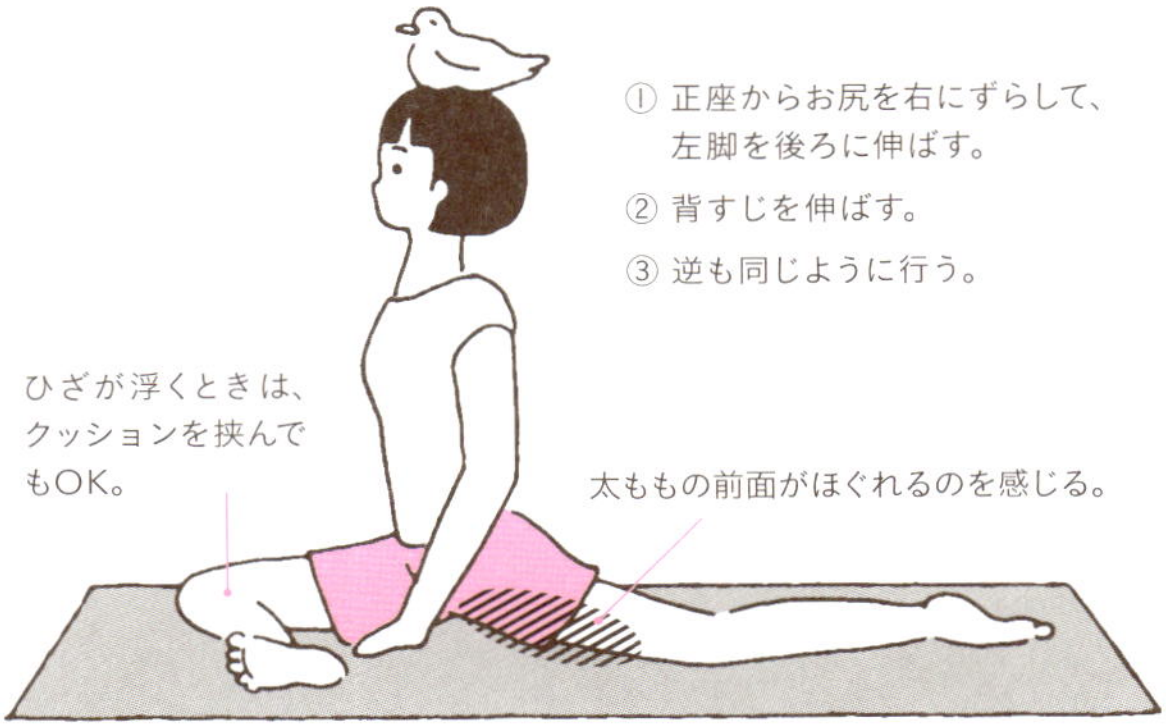
ひざが浮くときは、クッションを挟んでもOK。
太ももの前面がほぐれるのを感じる。

① 正座からお尻を右にずらして、左脚を後ろに伸ばす。
② 背すじを伸ばす。
③ 逆も同じように行う。

 ツボMEMO 気衝【きしょう】、三陰交【さんいんこう】

肩こり　背中のこり

手首にひもをつけて動かしてみる

カラダによい理由

- カラダをひもで縛って動きを制限することで、できなかった動きができるようになる。つまり、可動域が広がる。
- 可動域が広がり、筋肉がほぐれコリが緩和する。
- カラダのクセやゆがみに気づく。

ひもトレーニングにTRY

ひもの「あり・なし」での可動域の変化を実感してみよう。よい感覚がつかめたら、ひもなしでも同じイメージでできるように挑戦を。

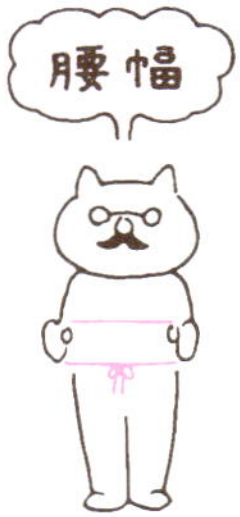

輪にしたひもを手首にとおす。ひもは手首またはひじ下10センチ付近に。ひもの幅は腰幅くらい。

①

両腕をゆっくりと上げて、徐々に後方へ反らす。肩関節だけではなく全身の連携が生まれることで可動域が変化する。

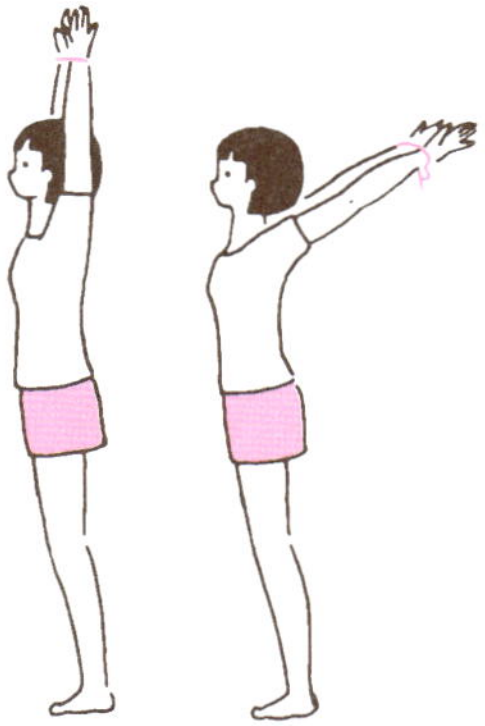

②

両腕を背面に下ろした状態で、上半身を前に倒し、腕を背面からゆっくりと上まで上げる。無理をせず心地よい範囲で。

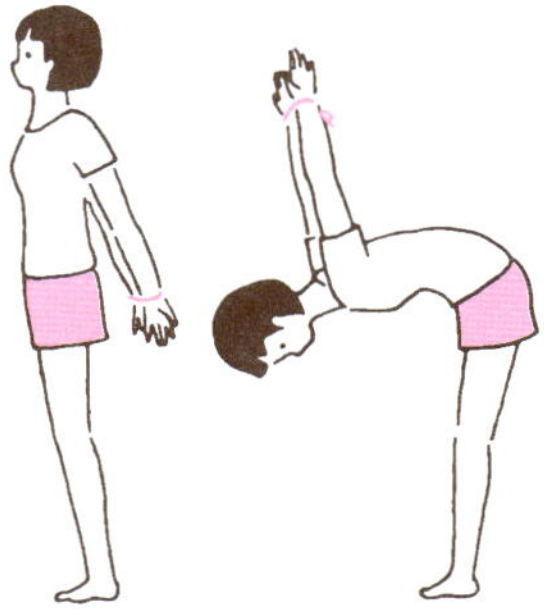

①②③の動きを、ひもの「あり・なし」でやってみよう！ 動く範囲が変わるはず。

③

両腕を前方に突き出し、そのまま上半身を左右にねじる。ひもをつけることで上半身のひねりがスムーズになる。

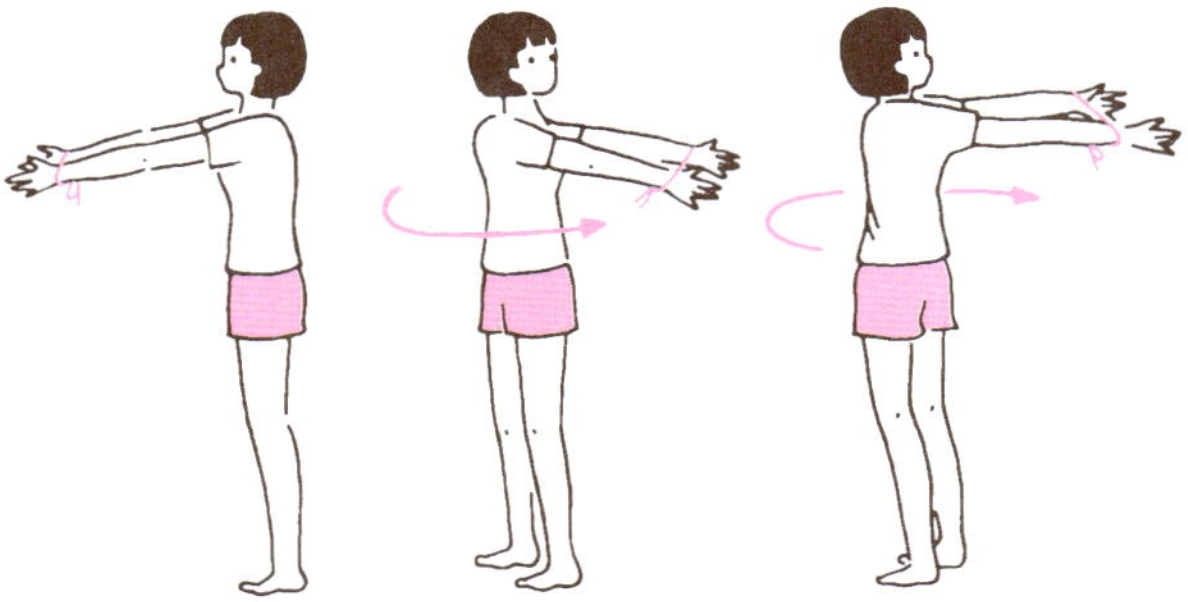

1時間たったら、一度目を閉じる

眼精疲労　視力低下　集中力低下　リラックス　気分転換

カラダによい理由

- パソコン作業などで、気づかないうちに目を酷使している。定期的に休ませると**疲れが蓄積しない。**
- 光や情報が遮断され、**脳の負担が軽減。ドライアイ対策にも。**

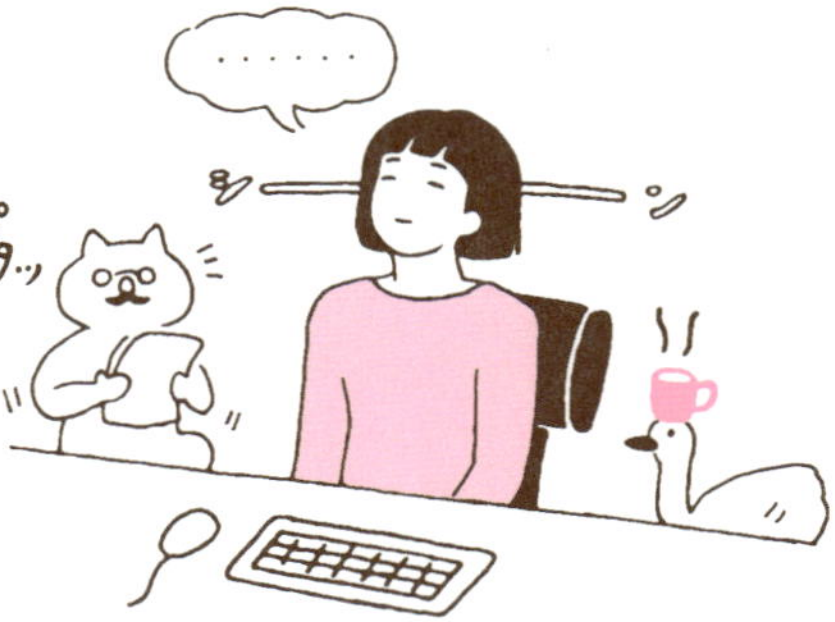

ブルーベリーのサプリメントを摂取するのもよい。

肩こり リラックス 気分転換

肩に力を入れて、抜く

カラダによい理由

- カラダをほぐしたいときは思い切り力を入れてから、ゆるめる。力がストンと抜けてリラックスできる。
- 力の抜き方を知っていると肩こりや頭痛を回避できる。

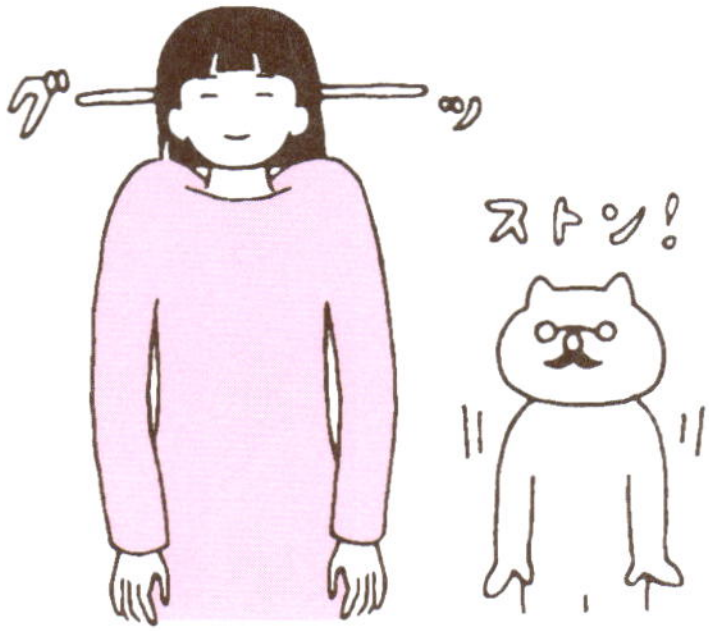

思っている以上にカラダは力んでいる。上手な力の抜き方を知っておこう。

慢性疲労　眼精疲労　視力低下　肩こり　背中のこり　腰痛　ゆがみ

不調に陥らないパソコン環境をセットする

カラダによい理由

- 肩こりや腰痛は、パソコン環境が原因のことも。一度見直すと、不調が改善する。
- 背すじを伸ばし、あごを引いて頭が背骨の真上にくるようにすると、猫背にならない。あごが突き出ると、ストレートネックになるおそれも。

正しい姿勢を保てるパソコン環境

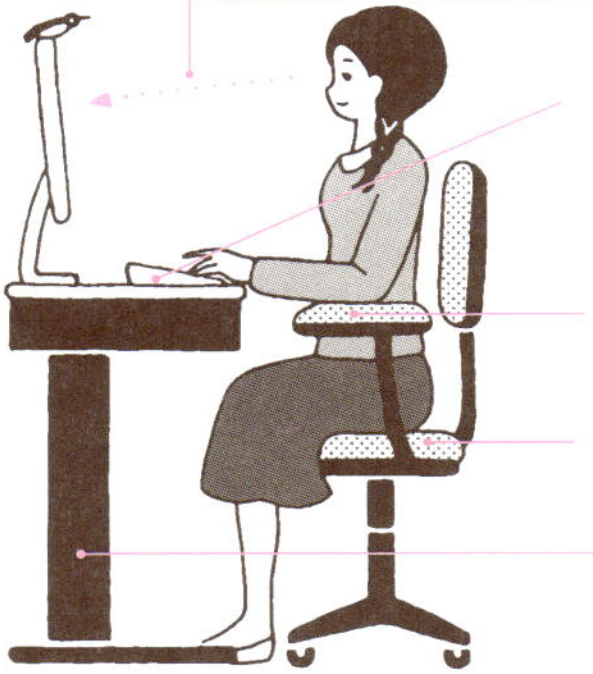
目線は正面か、やや下になるようにする。
ノート型パソコンの場合は目線を調整できるように、台にのせるか、外づけのキーボードを使う。
ひじ置きのある椅子がよい。腕の重さを支えてくれる。
高さを調整できる机や椅子を使う。

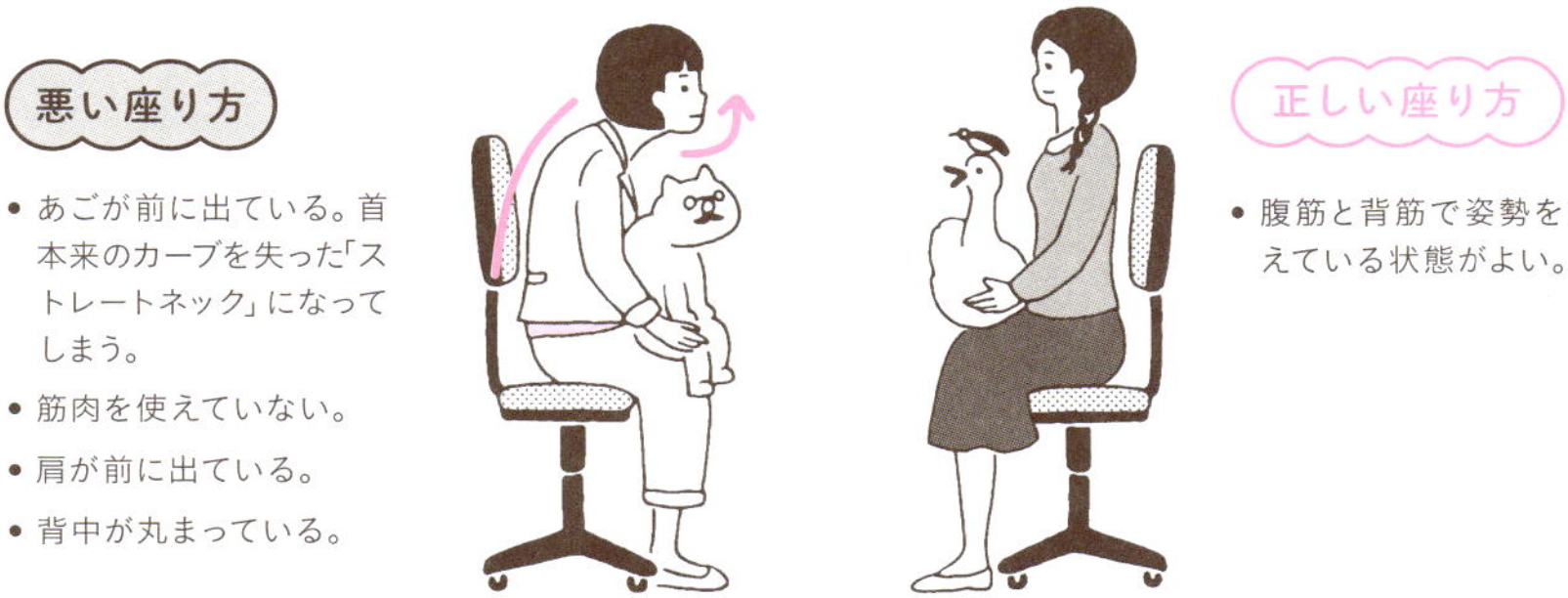
悪い座り方
正しい座り方

悪い座り方

- あごが前に出ている。首本来のカーブを失った「ストレートネック」になってしまう。
- 筋肉を使えていない。
- 肩が前に出ている。
- 背中が丸まっている。

正しい座り方

- 腹筋と背筋で姿勢を支えている状態がよい。

姿勢を見直してみる

悪い姿勢で筋肉の緊張が続くと、血行不良になり筋肉が硬くなります。さらにこの状態が続くと疲労物質が蓄積され、痛みを発します。これが肩こりや腰痛です。

痛みをやわらげたり防いだりするためには、マッサージや運動も大切ですが、まずは姿勢に注目しましょう。

デスクワーク時も正しい姿勢を

とくに長時間デスクワークを行う人は、パソコン環境を見直すだけで姿勢が正され、不調が改善することもあります。椅子の高さやパソコンとの距離などを一度チェックしてください。

とくにノート型パソコンを使用している人は要注意。目線が低くなりすぎて亀が甲羅から頭を突き出したような体勢になり、長時間使用するには不向きだからです。本体を台にのせたり、外づけのキーボードを使ったりするのがおすすめです。

 ツボMEMO 承山【しょうざん】、委中【いちゅう】

生理痛

生理は、最高のデトックス&おやすみ期間と考える

カラダによい理由

- 「生理=痛い・憂うつ」という考えをやめる。体内の老廃物がデトックスされ、**生まれ変わる最高の期間ととらえる。**

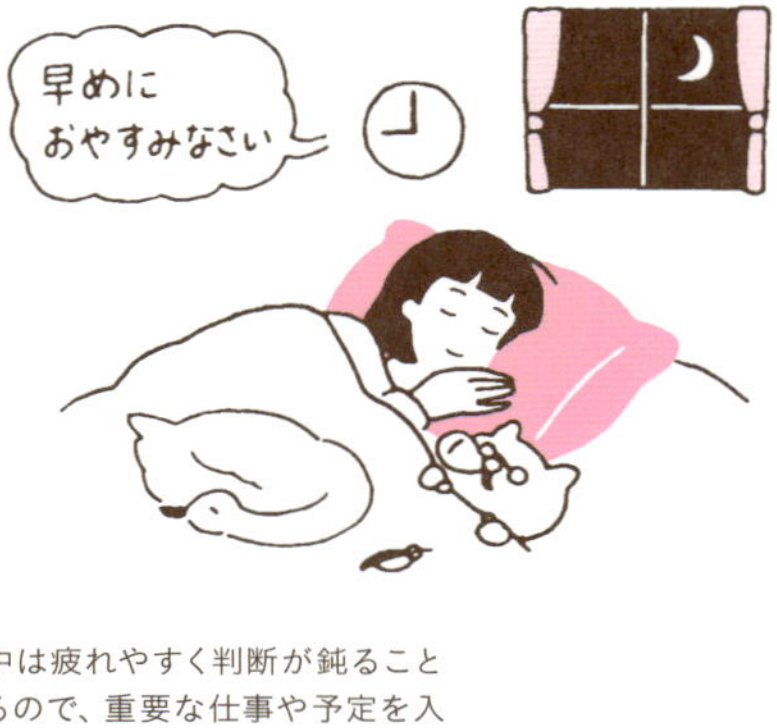

生理中は疲れやすく判断が鈍ることもあるので、重要な仕事や予定を入れない。充電期間と割り切って。

生理トラブル 敏感肌

布ナプキンを試してみる

カラダによい理由

- 布ナプキンの多くは、天然素材の綿製。化学物質の影響もなく肌にやさしい。ムレやかぶれ、かゆみが軽減することも。子宮、卵巣にもやさしい。

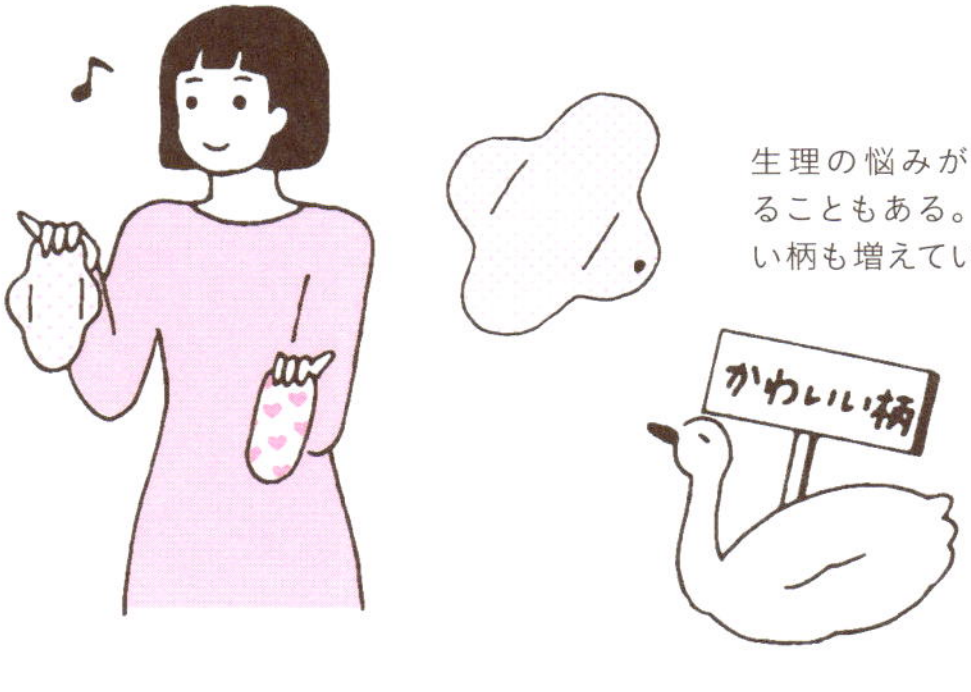

生理の悩みが解消することもある。かわいい柄も増えている。

生理痛

生理痛は、温め、ツボ、漢方で乗り切る

カラダによい理由

- 生理中の冷えは大敵。いつも以上に冷え対策を。とくに下腹部を温めると骨盤内の血行がよくなり、痛みがやわらぐ。
- 生理痛に効くツボや漢方をとり入れる。血行を促進しホルモンバランスを整えてくれる。

生理痛に悩むなら……

温める

下腹部や腰など、下半身を中心に温めると痛みがやわらぐ。使い捨てカイロや湯たんぽを利用して集中的に温めてみよう。

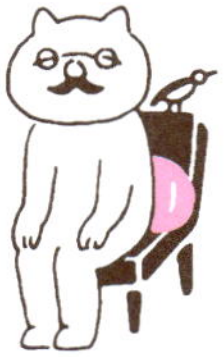

ツボ押し

生理痛に効くツボは「関元《かんげん》」「帰来《きらい》」「上仙《じょうせん》」。生理痛になる前から、つねに温めておくとよい。

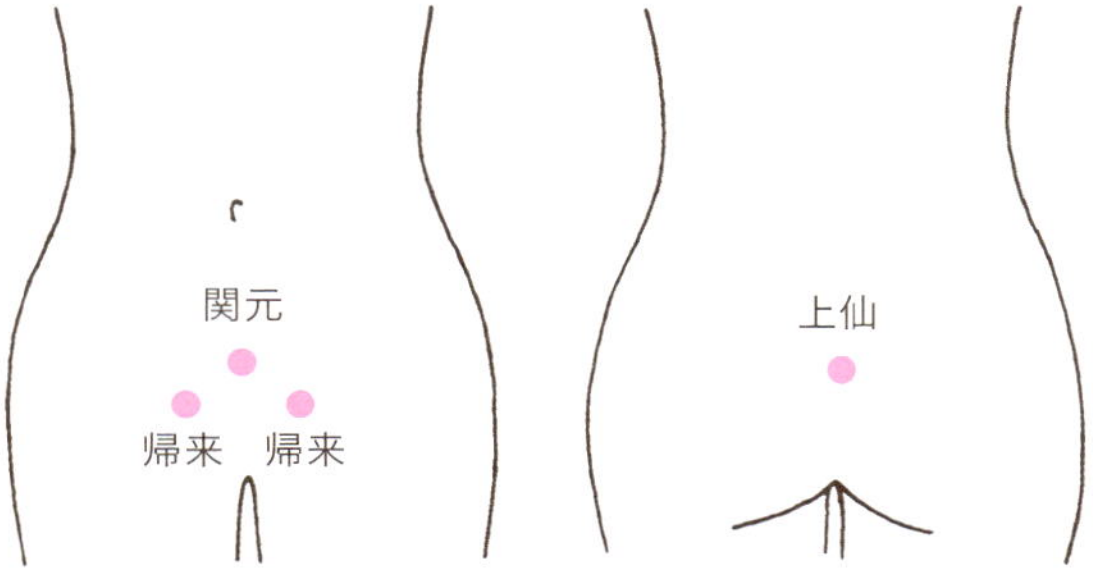

漢方薬

「当帰芍薬散《とうきしゃくやくさん》」「桂枝茯苓丸《けいしぶくりょうがん》」「加味逍遙散《かみしょうようさん》」。痛みがすぐにやわらぐわけではないが、日常的に服用すると、生理トラブルが軽減する。

当帰芍薬散《とうきしゃくやくさん》

虚弱体質で貧血ぎみ。めまいやむくみ、肩こりがある人に。

桂枝茯苓丸《けいしぶくりょうがん》

体力は中程度。上半身がのぼせ、足が冷える人に。

加味逍遙散《かみしょうようさん》

肩がこって疲れやすく、精神不安やいらだちなどがある人に。

婦人科系疾患　生理痛

経血を見て、生理の状態を知る

カラダによい理由

- 健康状態によって、経血は量や形状が変わる。チェックしておくと体調がわかる。
- ときには、病気を発症していることがわかる。

経血と病気のサイン

経血量には個人差がある。極端な変化が生じたときは、カラダからのSOSかもしれない。

経血の状態	症状など	考えられる病例	ツボMEMO
経血量が多い（過多月経）	就寝時、夜用ナプキンでも経血がもれる。昼間は1時間たたずにナプキンから経血があふれることもある。	•冷え •子宮筋腫 •子宮内膜症 •子宮がん　など	隠白《いんぱく》、支溝《しこう》
レバー状のかたまりが混じる	子宮内膜を成長させる女性ホルモンの分泌過多で起こる。		太衝《たいしょう》、血海《けっかい》
経血量が少ない（過少月経・過短月経）	ほんのわずかな経血だけが、ナプキンにつく。	•甲状腺機能異常 •無排卵月経　など	膈兪《かくゆ》、太衝《たいしょう》

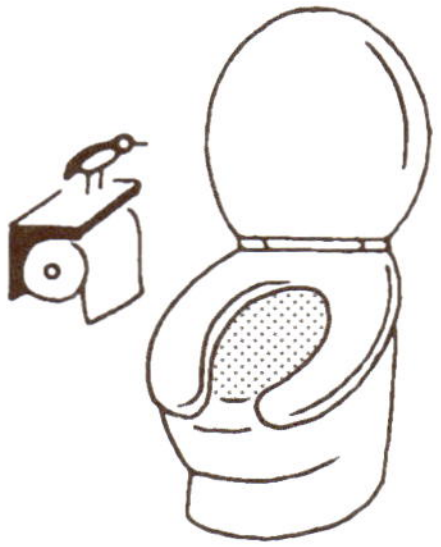

経血の色もチェック！

色が薄い	貧血　など
色が黒っぽい	冷えによって血の巡りが悪い　など

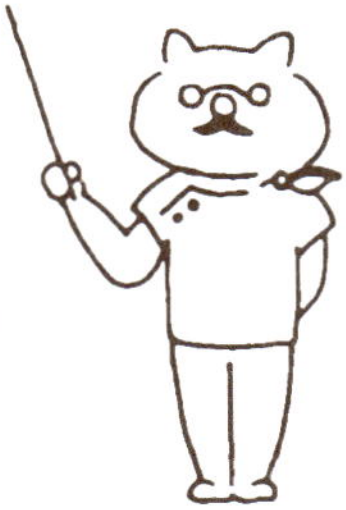

経血で食生活と健康状態をチェック

生理中の痛みや生理周期の乱れで、「最近疲れているな」「体調が悪いな」と判断することは多いと思いますが、経血（生理のときの出血）についてはあまり気にしない人が多いようです。毎回、使い終わったナプキンをそのまま捨てるのではなく、ナプキンについた経血を観察してみましょう。

経血は食生活も反映します。糖質過多の食生活は、ドロドロとした経血に。すると経血がスムーズに子宮から排出されず生理痛の原因にもなります。糖質に偏らないバランスのとれた食生活を続けているとサラッとして鮮やかな色の経血になります。

ホルモンの分泌量によっても経血の状態は異なりますが、量や形状によっては、上の表のような病気が隠れていることもあります。自分のカラダの変化を知るために、経血チェックは欠かせません。

もし、気になる状態の場合は、一度婦人科を受診してみましょう。

冷え　むくみ　婦人科系疾患

足首回し、マッサージをする

カラダによい理由

- 足首は心臓から遠いので血流が滞りがち。下半身のむくみや冷えの解消になる。
- 足首は「気」も停滞しがちな部位。ほぐすことで気が流れ出す。
- 女性特有の症状に有効なツボが多い。

［ グルグル！ 足首回し＆マッサージ ］

日常生活であまり動かさない部位なので、毎日続けて変化を楽しんでみよう。

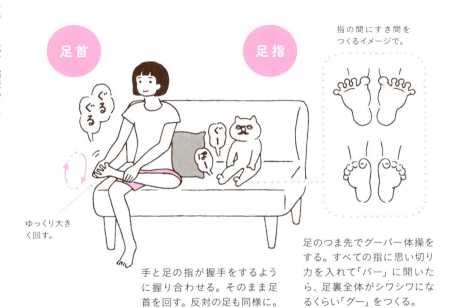

足首

ゆっくり大きく回す。

手と足の指が握手をするように握り合わせる。そのまま足首を回す。反対の足も同様に。

足指

指の間にすき間をつくるイメージで。

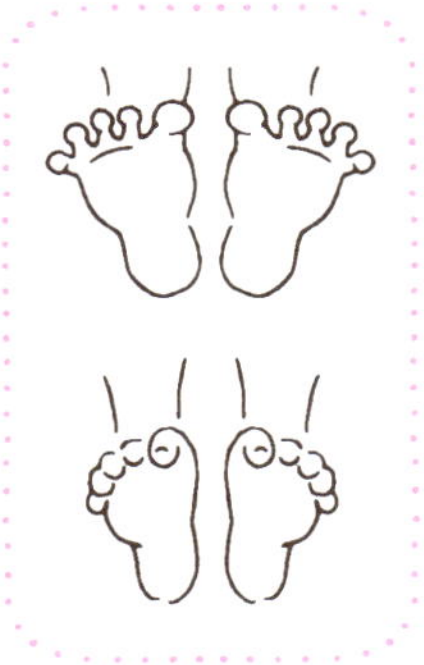

足のつま先でグーパー体操をする。すべての指に思い切り力を入れて「パー」に開いたら、足裏全体がシワシワになるくらい「グー」をつくる。

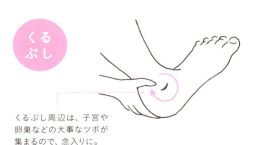

くるぶし

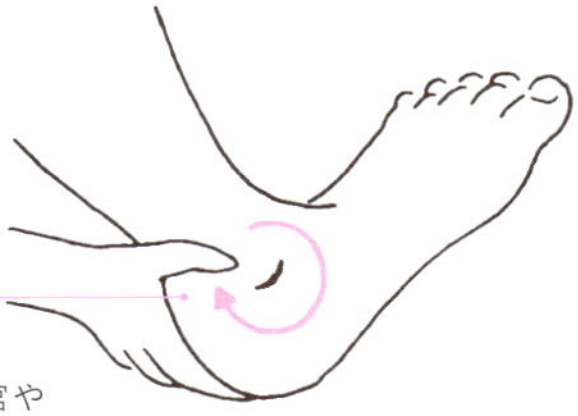

くるぶし周辺は、子宮や卵巣などの大事なツボが集まるので、念入りに。

指で円をえがくように、内側と外側のくるぶし回りをマッサージ。靴をはいたままでもできるので、オフィスなどで「冷えたな」と思ったらトライ。

ツボMEMO 太渓【たいけい】、中封【ちゅうほう】、大鐘【だいしょう】

肩こり　眼精疲労　頭痛

肩こりには「肩井《けんせい》」「後渓《こうけい》」「合谷《ごうこく》」のツボ

カラダによい理由

- こまめにツボを押せば、こりを悪化させない。
- 肩井《けんせい》は、肩や頭部の血流を促す。
- 後渓《こうけい》は、筋肉の緊張緩和や痛みをとり除いて肩こりの痛みを軽減。
- 合谷《ごうこく》は、目の疲れに効くツボ。目からくる肩こりを解消。

肩こりがつらくなる前に……

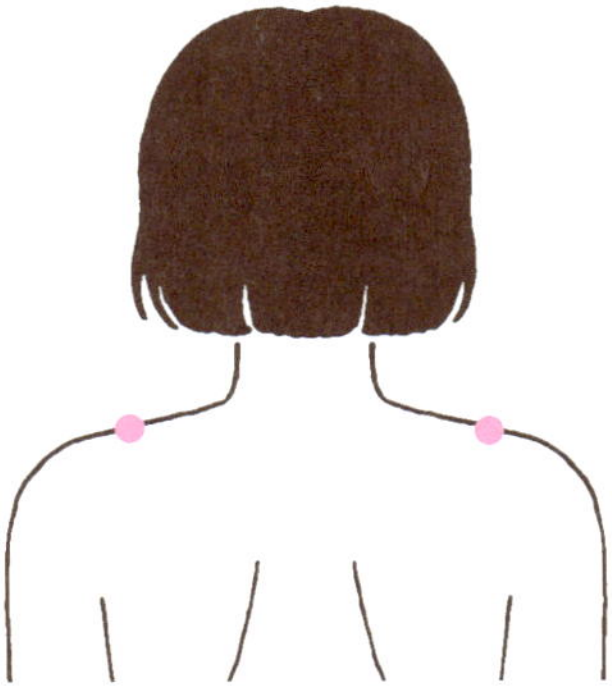

1

肩井《けんせい》

肩こりや頭痛を緩和するツボ

首と肩先の中間地点にある。痛気もちよいくらいの強度で押す。

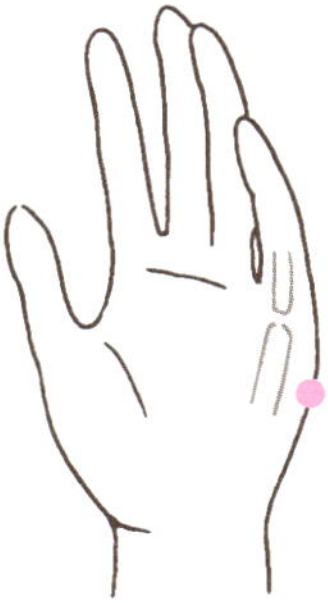

2

後渓《こうけい》

肩こりの緩和、鎮静作用のあるツボ

手のひらと甲の境目、小指のつけ根付近にある。押されるほうの手を軽く曲げた状態にすると、押しやすい。

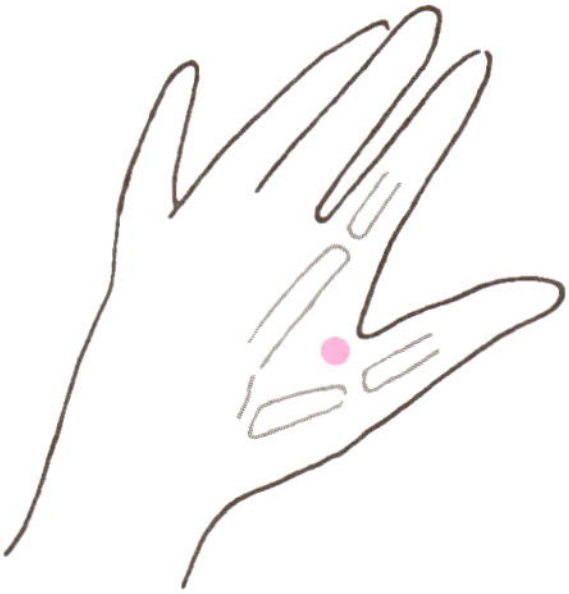

3

合谷《ごうこく》

頭痛、疲れ目からくる肩こりに効くツボ

親指と人さし指の骨が交わる少し手前、人さし指の骨の横にある。手首のほうへ押し込むように押す。

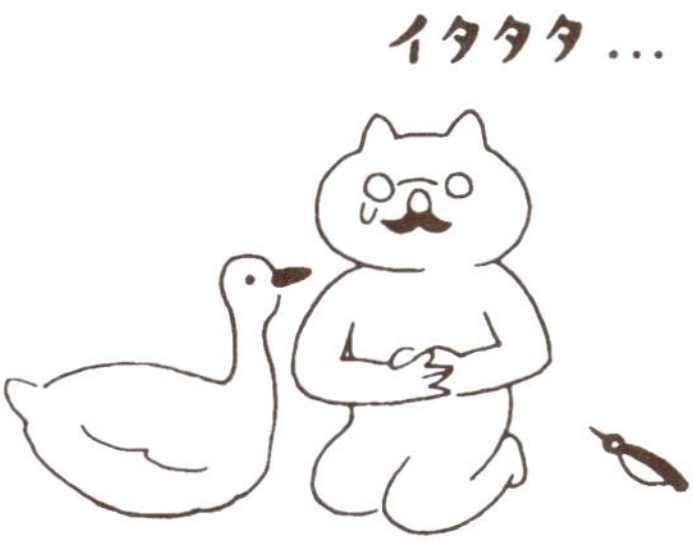

ツボは無理に力を入れて押さない。
痛くて気もちよいくらいがベスト。

腰痛　気分転換

一日1回、腰の疲れをリセットする

カラダによい理由

- 悪い姿勢や長時間のデスクワークで、腰には疲れがたまっている。**疲労をリセットするストレッチが効果的。**
- 前屈して腰が痛む人は、腰を後ろに反らす。後ろに反らすと腰が痛む人は、腰を丸めるのがよい。**気もちよい方向へ動かす。**

LET'S 腰痛ストレッチ

無理のない範囲で行う。
痛みのひどいときは休む。

前屈すると痛い

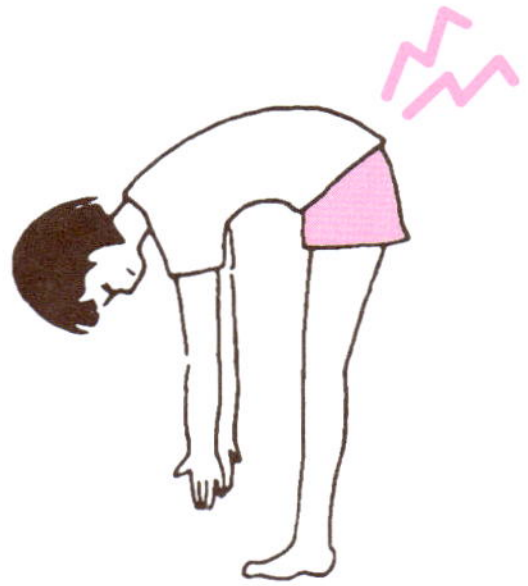

① うつぶせになり、ひじをついて上半身を起こす。

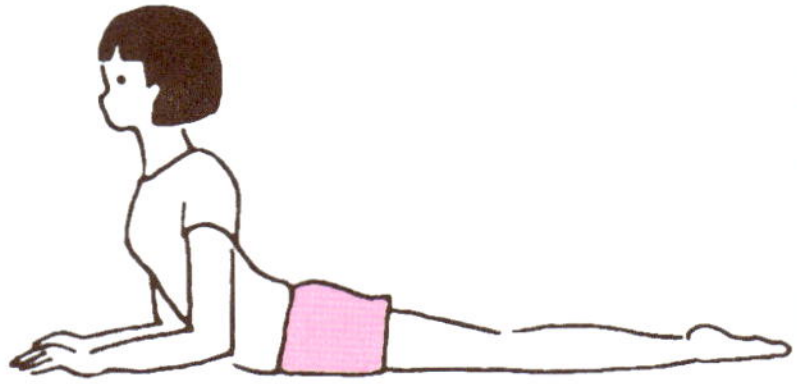

② お腹はつけたまま、腕を伸ばしてゆっくりと上半身を反らせていく。

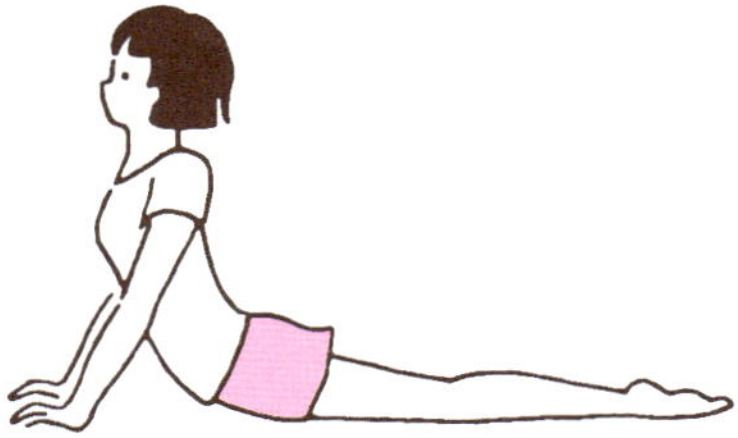

後ろに反ると痛い

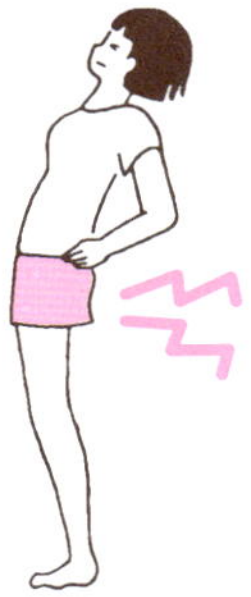

① 仰向けになって、ひざを立てる。

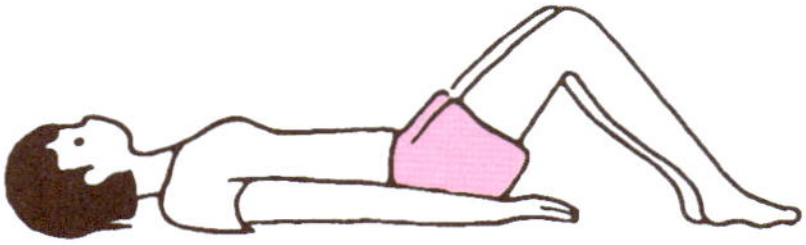

② 両ひざを抱えて胸に引き寄せる。2つ折りの座布団をお尻に当てると補助の役割をしてくれる。そのままで20〜30秒キープする。

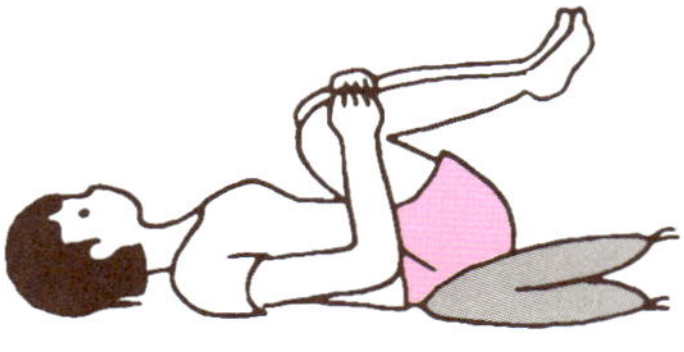

※①②をくり返す

腰痛　冷え　生理痛　背中のこり

1時間に1回は伸びをして、腰を温める

カラダによい理由

- 伸びをすると硬くなった筋肉がほぐれる。血の巡りがよくなり、こりや冷えを解消。
- 腰を温めると、子宮の冷えを予防して、生理痛の改善に。

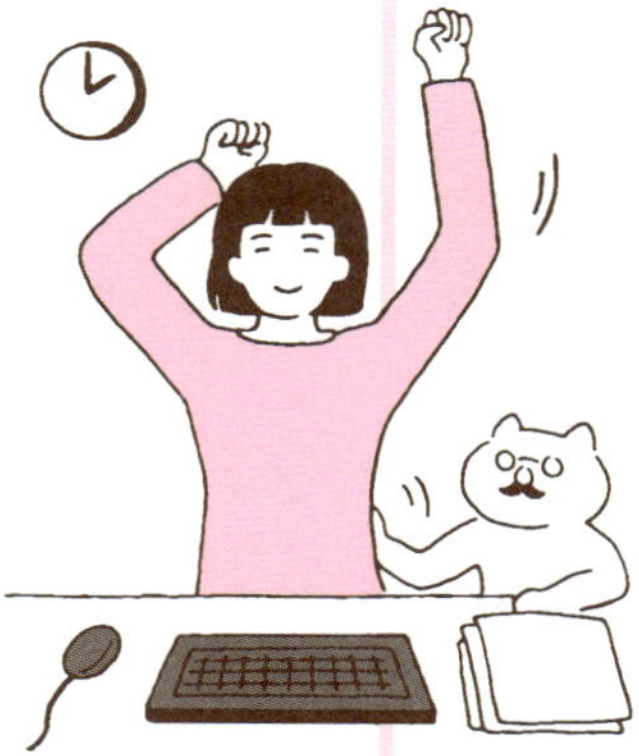

がんばっている腰を、いたわってあげる感覚で。

便秘 胃腸の不調 膨満感

便秘や膨満感には、ガス抜きのポーズ

カラダによい理由

- 腹部を圧迫すると腸が刺激されて便が出やすくなる。
- 腸にたまったガスも排出される。

ヨガのガス抜きのポーズ

❶ 仰向けになって、息を吸いながら右ひざを抱える。
❷ 息を吐きながら、右太ももを引き寄せて、呼吸をくり返す。
❸ ゆっくりと右ひざを戻す。
❹ 逆も同様に行う。

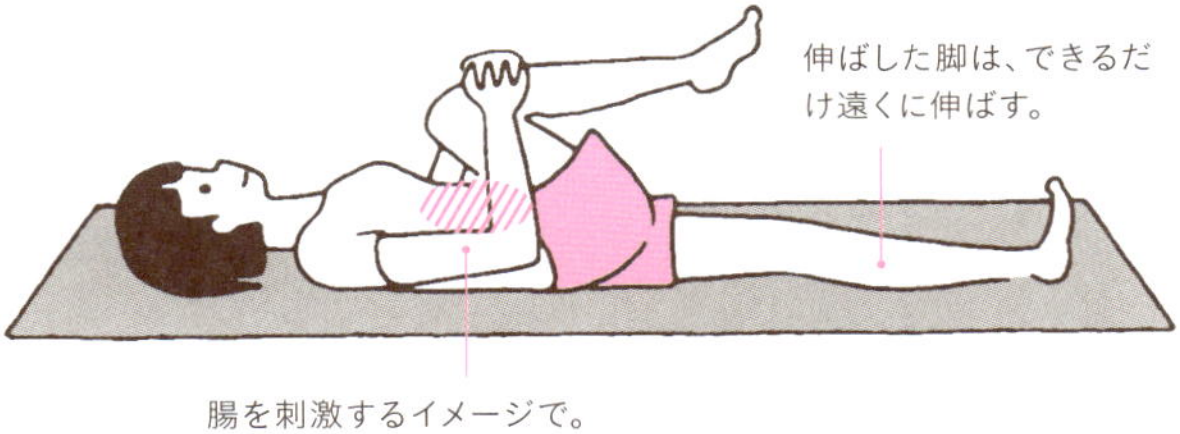
伸ばした脚は、できるだけ遠くに伸ばす。
腸を刺激するイメージで。

むくみ　たるみ　美肌

顔のむくみには「太陽《たいよう》」「四白《しはく》」「顴髎《けんりょう》」のツボ

カラダによい理由

- 新陳代謝を高め、血行やリンパの流れを促すツボなので、顔のむくみやたるみに効果を発揮。
- 血行がよくなるので、顔色が明るくなる。

フェイスライン スッキリ！
むくんだら押したいツボたち

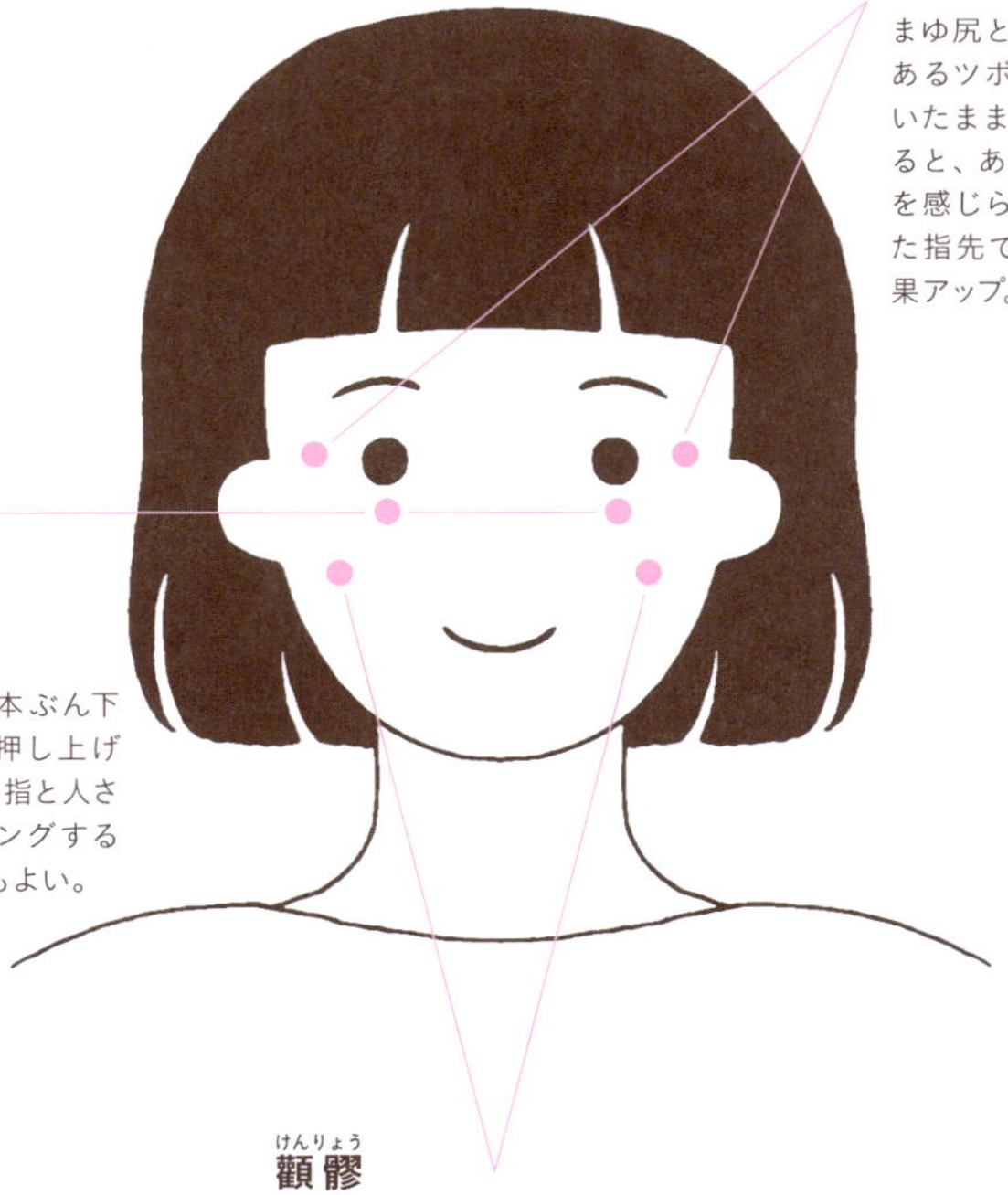

太陽《たいよう》

まゆ尻とこめかみの間にあるツボ。ここに指を置いたまま口を開け閉めすると、あごの骨が動くのを感じられる場所。温めた指先で押すとさらに効果アップ。

四白《しはく》

黒目の下、指一本ぶん下がったところ。押し上げるようにもむ。中指と人さし指でパッティングするように刺激してもよい。

顴髎《けんりょう》

ほお骨のいちばん高い部分のすぐ下にあるくぼんだところ。こめかみに向かって押し上げるように刺激する。

ストレス　気分転換　ダイエット

ときに、暴飲暴食をしてみる

カラダによい理由

- ときには、主食や甘いもの、酒を我慢せずに楽しむ。制限することでストレスを感じていたら無意味。
- 無理に行わなくてもよい。

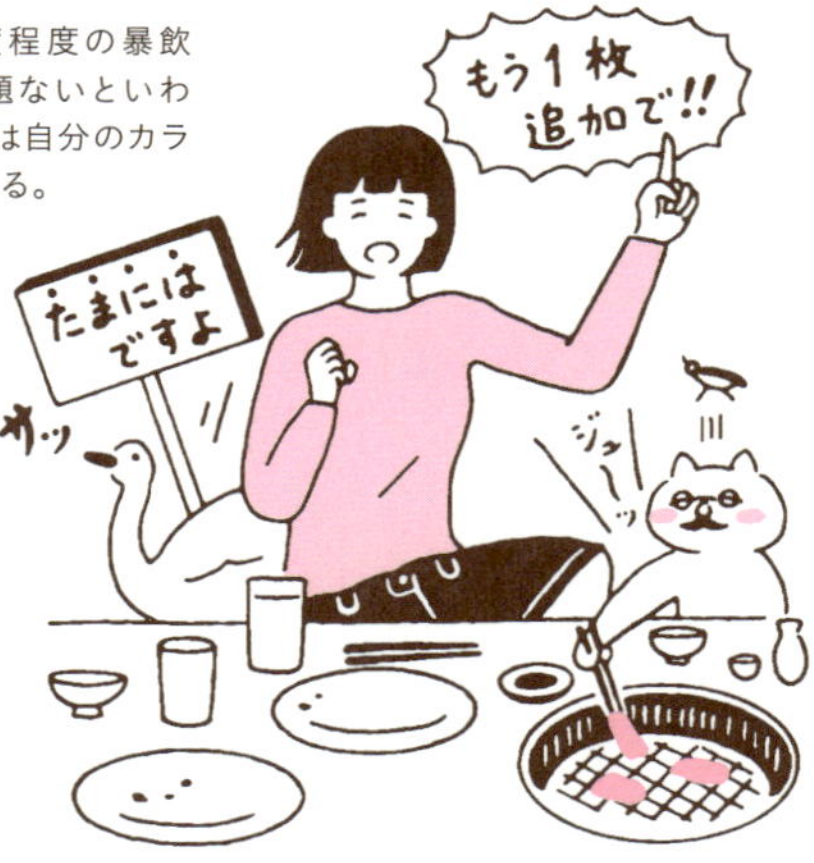

3週間に一度程度の暴飲暴食なら問題ないといわれるが、まずは自分のカラダに聞いてみる。

眼精疲労 視力低下

目のまわりの筋肉をほぐす

カラダによい理由

● 眼精疲労は、目のまわりの筋肉が硬直して起こる血行障害。ほぐすことで血行がよくなる。

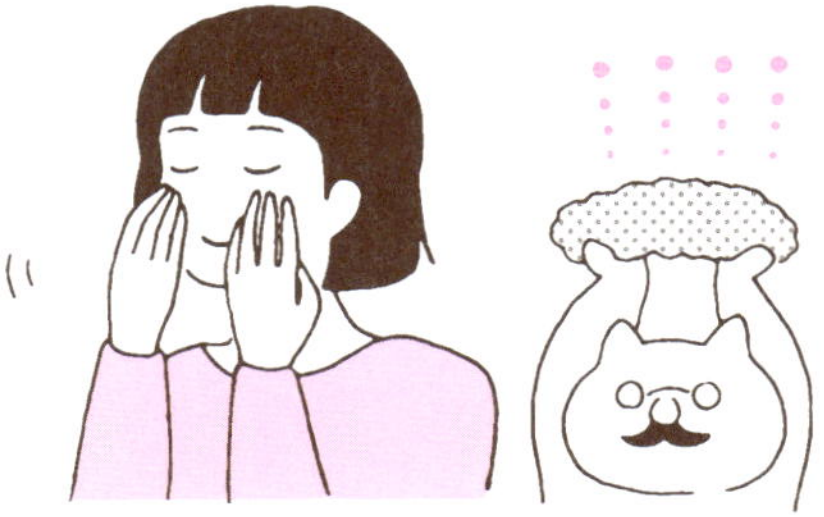

1時間に1回は目を閉じる、こすって温めた両手で目を覆う、蒸しタオルをのせるなど、目をいたわる時間をもつ。

 ツボMEMO 攅竹【さんちく】、太陽【たいよう】

美肌　乾燥肌　敏感肌

肌の保湿には、ワセリン

カラダによい理由

- 乾燥したら、ワセリンで充分保湿できる。あれこれ塗らなくてもよい。
- ほとんど副作用がなく、敏感肌の人にも安心の保湿剤。
- べたつきが気になる場合は、ティッシュペーパーで押さえれば問題なし。

肌質別 おすすめのワセリン

普通肌・荒れぎみ

白色ワセリン

特徴

精製度が高い。

敏感肌

サンホワイト

特徴

白色ワセリンの仲間で、さらに不純物の含有量が少ない。アトピー性皮膚炎の人や赤ちゃんにも使える。

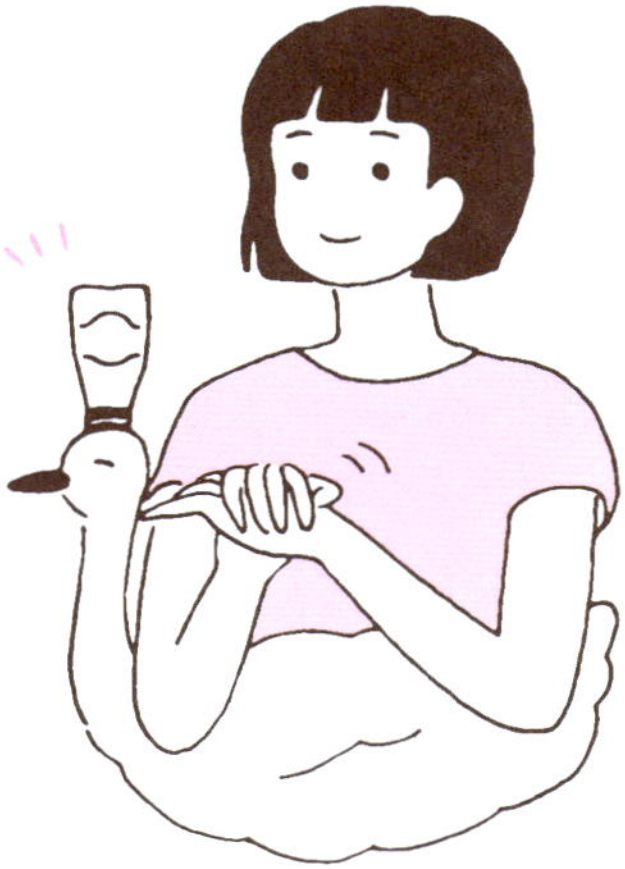

手のひらで温めて、薄く伸ばすようにつける。子どもから高齢者まで使え、カラダはもちろん、唇にもOK。

ワセリンは純度の高いものを

ワセリンの原料は石油。石油の不純物をとり除き、高純度に精製したものです。純度が高ければ高いほどワセリンの色は透明。ドラッグストアで見かける「ヴァセリン」は安価ですが、精製度は比較的低めの黄色です。敏感肌の人には、「サンホワイト」という高純度の白色ワセリンをおすすめします。

ワセリンはほとんど副作用がなく、肌にやさしいといわれますが、これは肌を油分で覆うことで、角質層からの水分の蒸発を防いだり、外部の刺激から守ってくれたりするため。保湿力でいえば化粧水や乳液のほうが、効果が現れやすいですが、界面活性剤が肌の角質層を破壊して有効成分を浸透させるので、皮膚のバリア機能を弱めてしまうことも。敏感肌にはワセリンが安心です。ワセリンは手のひらで温めたあと、薄く伸ばすようにつけるのがコツ。適度に皮膚を湿らせた状態で塗ると、水分もいっしょにパックできるので、さらに保湿力が高まります。

 ツボMEMO 外関【がいかん】、膈兪【かくゆ】

しみ　美肌

しみ対策は、帽子、日傘、サングラス、ビタミンC

カラダによい理由

- 帽子、日傘、サングラスで紫外線をシャットアウトしてしみの原因であるメラニン色素を増やさない。
- ビタミンCはメラニン色素の生成を抑える。メラニンをもとの色素に戻す還元効果もあり、しみを薄くする。

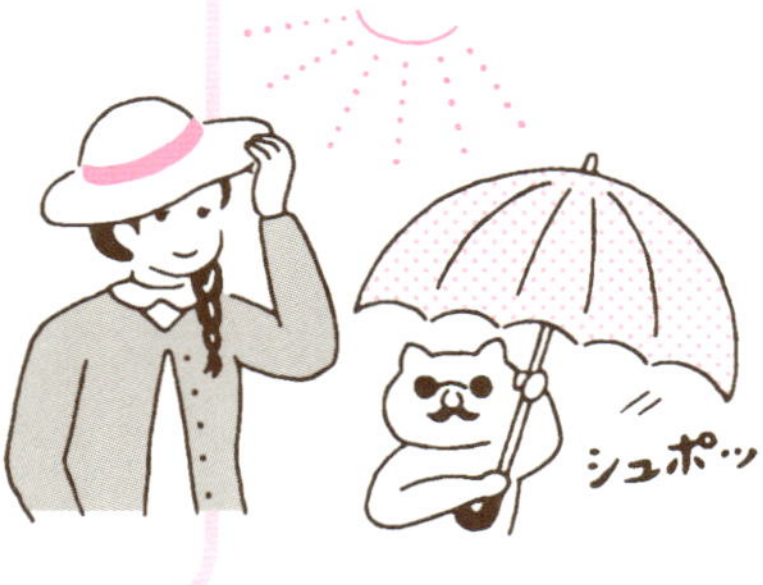

日焼け止めクリームも忘れずに。くもりでも紫外線量は晴れの日の50〜80%。くもっていても紫外線対策を。

不眠

眠れないときは、1点を凝視する

カラダによい理由

- 考えごとが多いと、寝つきが悪くなる。1点を見つめることに集中するとまぶたが重くなり、だんだんと眠くなる。

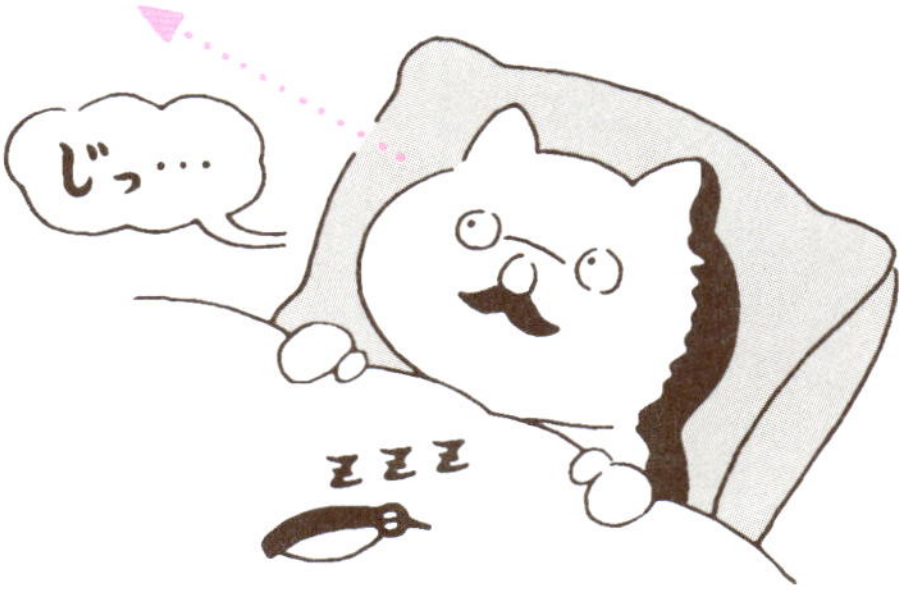

これは、ひとつのことに意識を集中することで、睡眠に誘導する催眠技法のひとつ。凝視法と呼ばれる。

不眠 肩こり 腰痛 いびき 慢性疲労

立ち姿勢と同じ状態を保つ枕を選ぶ

カラダによい理由

- 枕は高すぎても低すぎてもNG。立ち姿勢を保てる枕を選ぶと、カラダに負担をかけない。
- 肩こりや腰痛などの不調もやわらぐ。

正しい枕

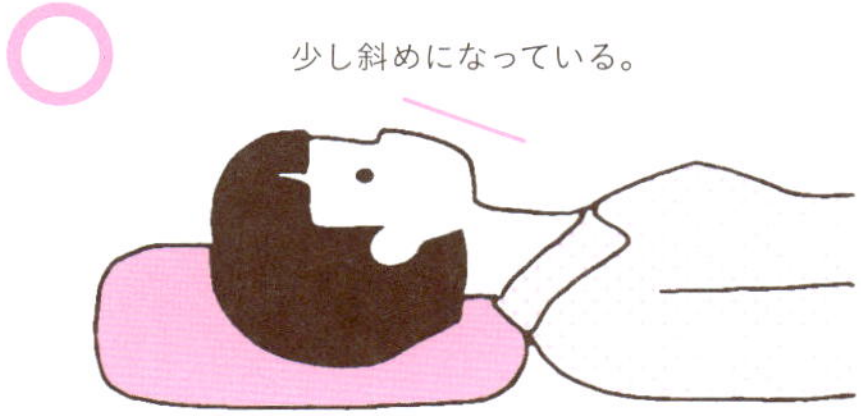

頸椎《けいつい》（頭を支えている骨）が自然なカーブを描き、肩に負担がかかりにくい状態。首にしわができにくい。立ち姿勢と同じ状態がベスト。

低すぎる枕

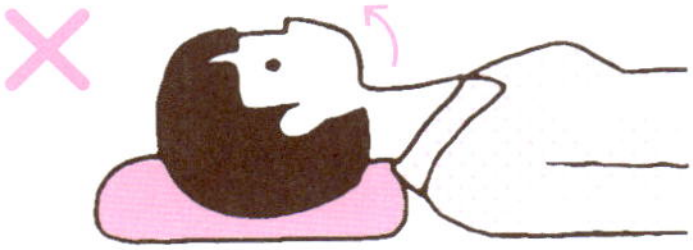

後頭部が下がり頸椎をきちんと支えられない。あごが突き出た状態。寝違いや肩こりの原因に。

高すぎる枕

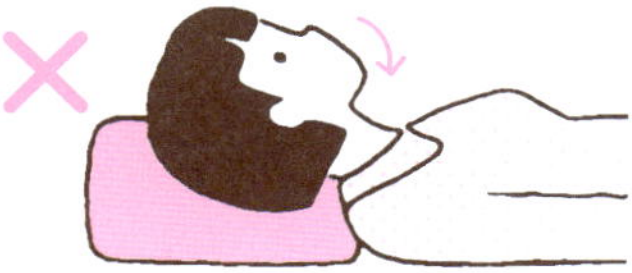

あごが引けた状態になり、首や肩に負担がかかる。頭痛、肩こり、いびきなどの原因に。

よい枕の条件とは

肩こりや不眠などは枕が原因のこともあります。寝てもスッキリしない人は、枕を替えてみましょう。

理想的な枕とは

①就寝中も立ち姿勢と同じ姿勢を保てるもの

②睡眠時は20～30回の寝返りを打つので、無理なく寝返りが打てるもの

③頭が少し沈み込むもの

こうした条件を満たすと、自分に合った枕といえるでしょう。高すぎると首や肩に負担をかけ、気道を圧迫し、いびきの原因に。逆に低すぎると心臓より頭の位置が低くなるので血液の循環が悪くなったり、寝違いの原因になったりします。

専門のピローフィッターが対応する寝具店もあるので、体型に合う枕を選んでもらいましょう。ただし、枕は一生ものではありません。中身の羽毛やウレタンがへたってきたら買い替えどき。1～2年に一度がとり替えの目安です。

ストレス 集中力低下 自律神経の乱れ 不安 パニック 余裕がない 不眠 うつ

一日3分間、瞑想《めいそう》をする

カラダによい理由

- 瞑想は「今」に集中すること。実体のない不安、イライラ、怒り、悲しみを切り離せる。
- 自分の心とカラダに向き合えて、おだやかになる。
- 副交感神経が優位になり、リラックスできる。

とりあえず、瞑想してみよう

瞑想はじっとしていても快適で静かな場所を選ぶ。

- 軽く目を閉じる
- 今ここにいることに集中する
- つねに呼吸を意識する
- 自分自身を感じる

カラダを締めつけない、ゆったりとした服装で。

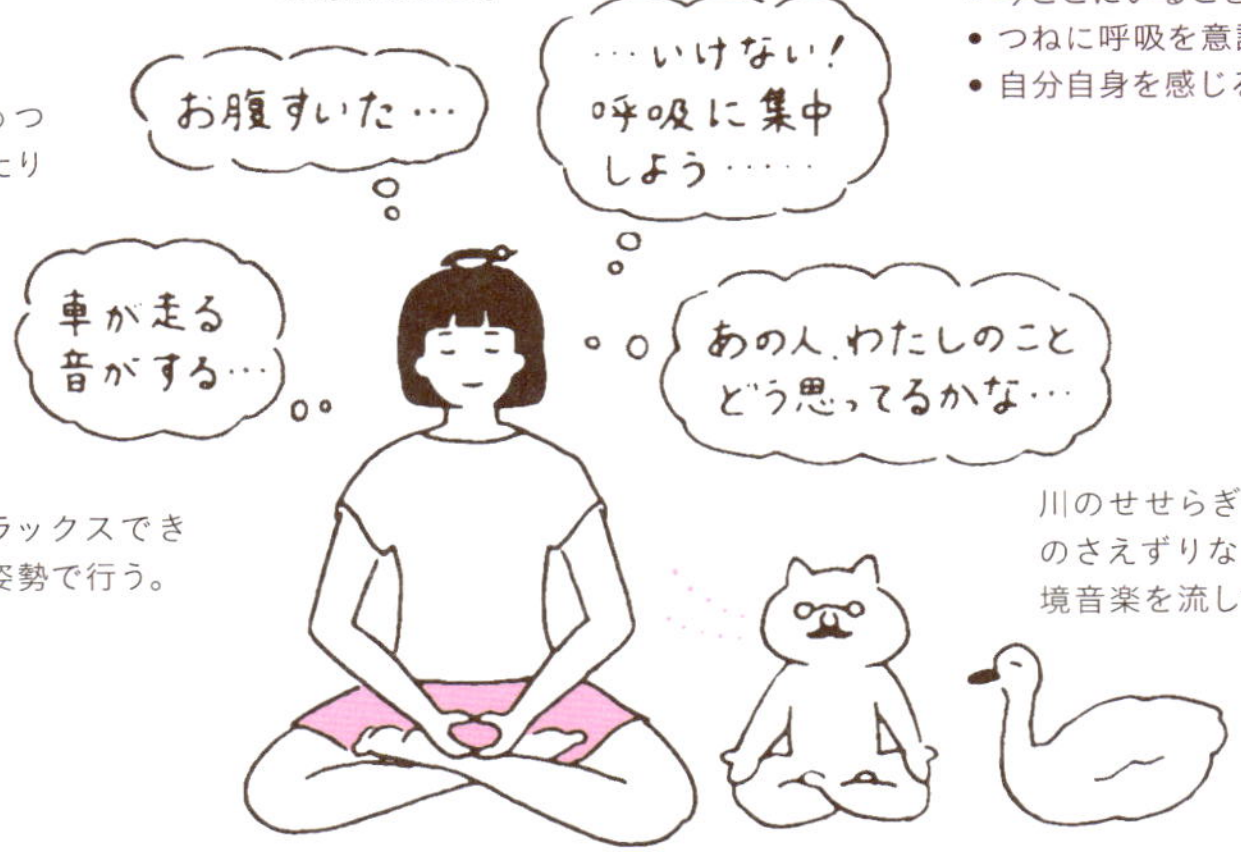

お腹すいた…
…いけない！呼吸に集中しよう……
車が走る音がする…
あの人、わたしのことどう思ってるかな…

リラックスできる姿勢で行う。

川のせせらぎや小鳥のさえずりなどの環境音楽を流しても。

くり返すことで瞑想に入りやすくなり、集中力が高まっていく。

瞑想が終わったら……

- 3回ほど深呼吸する
- 手を開いたり握ったりしてカラダの感覚を確かめる
- 目をゆっくり開ける

瞑想は現代人にぴったりの心のトレーニング

過去のことをいつまでも引きずる、まだ起きてもいない未来のことに頭を悩ませる、だれかに腹をたてる、イライラする……。そんな心のざわつきには、ぜひ瞑想を。

瞑想は、「今ここにいること」に集中する行為です。何も考えずに、ただ呼吸する自分を見つめる時間をつくりましょう。散漫になっている心を、自分のもとに戻してあげるイメージです。

まずは一日3分間、呼吸する自分に集中します。最初は集中できずに、いろいろ考えてしまいますが大丈夫。仕事のことが頭をよぎったら「締め切りいつだったかな？」などと深追いせず、「ああ、今自分は仕事のことを思い出したなあ」という事実だけを受け止めます。自分の思考を観察、客観視してみましょう。すると、だんだん心が落ち着いていきます。

瞑想で、いちばん近い存在である自分の心とカラダに向き合う時間を楽しんでみてください。

5章

想

心の滞りを流す健康のコツ

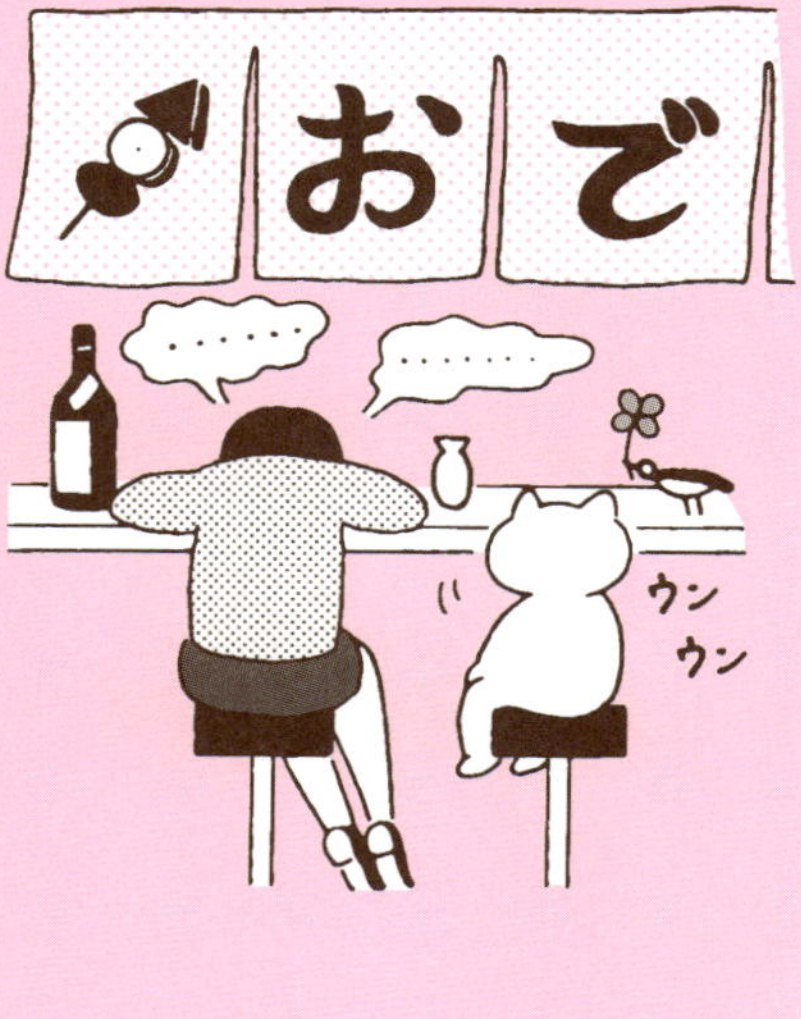

「健康になりたい！」
「不調を解消したい！」
といくら願っても
心が健康でなければ意味がありません。
カラダと心は、ふたつでひとつだからです。
ここでは心のバランスを整える
かんたんなコツを紹介します。
見すごしがちな内面にも焦点を
合わせてみましょう。

心のクセ

ときには、考える前にやってみる

カラダによい理由

- 考えすぎると、何も行動に移せない。**自分の直感に従うほうが正解のこともある。**
- すぐにとりかかれば迷ったり悩んだりせず、**ストレスにならない。**

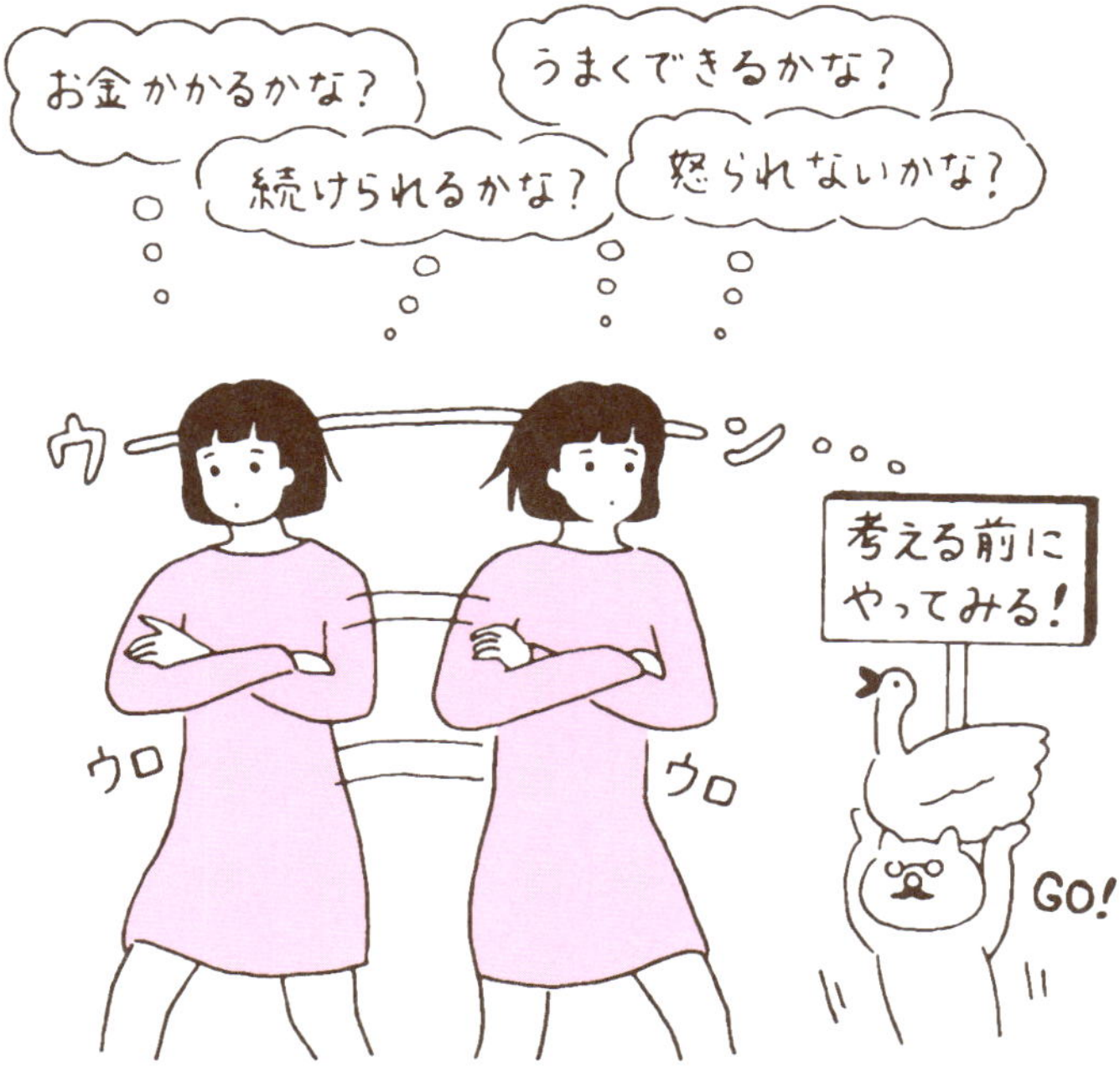
お金かかるかな？
うまくできるかな？
続けられるかな？
怒られないかな？
ウーーン。。。
考える前に
やってみる！
ウロ
ウロ
GO!

まずはやってみる。自分に合わなかったらやめればよい話。

知識だけでは意味がない。行動して真実を探してみる

マッサージや体操の話題になると必ず、「何回やればよいのか」「どのくらい続ければよいのか」など、正しいやり方にこだわりを示す人がいます。心配になる気もちもわかりますが、そんなことにとらわれずに好きなだけ、気もちよいと思うだけやってみればいいのです。実行する前にやり方にこだわる人は、なんだかんだと理由をつけて、結局は実行するのを後回しにしていたり、めんどうくさく感じたりしているだけです。

とくに健康に関しては、「これが正しい」ということがほとんどありません。それなのに「正しい」ことにこだわってしまうと、正解探しに振り回されてヘトヘトになります。気になったことはすぐに実行してみてください。やってみてから、自分にとって効果があるのかないのかを考えてみましょう。他人に効果があるからといって、自分にも効果的とは限りません。これは健康だけではなく、どんなことにも当てはまることです。

 ツボMEMO 丘墟【きゅうきょ】

ストレス　イライラ　心のクセ

だめだったら、あきらめる

カラダによい理由

- ひとつの物事に固執しない。だめなときはあきらめて、別のことに挑戦すると同じ失敗のパターンから逃れられる。
- がんばることでストレスをためることも。潔くあきらめると、自分を抑えたり無理をしたりというストレスから解放される。

いつも同じループにはまる人

がんばってもうまくいかないこともある。失敗のループにはまると、結局また、同じ失敗をくり返すことに……。「あきらめる」を選択肢のひとつに加えよう。

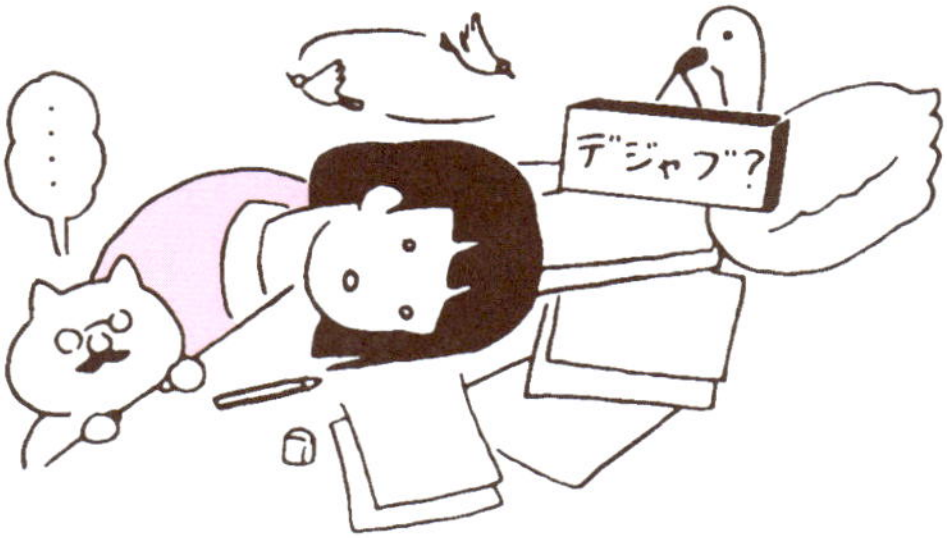
・・・・
デジャブ？

ループから抜け出せる人

あきらめることで、ストレスから解放されることもある。がんばらなくても、意外と問題ないことも多い。

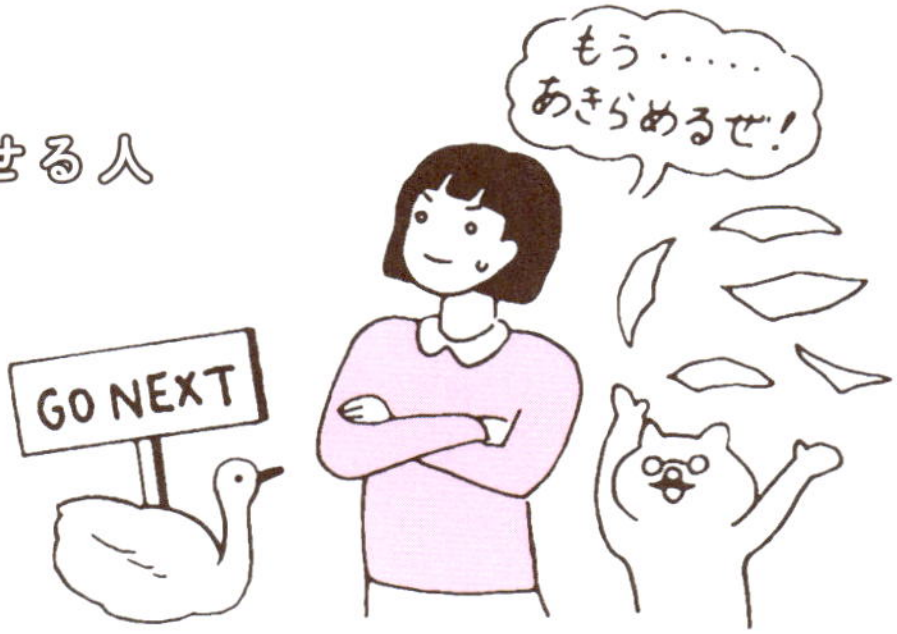
もう・・・・・
あきらめるぜ！
GO NEXT

失敗のループから降りる知恵を身につける

大人になればなるほど、こだわりは強くなります。それは悪いことではありませんが、偏った思考にもつながります。よく同じことで悩んだり、失敗したりしていませんか？こだわってグルグルと同じように考え続けると、事態はどんどん悪化します。たとえば、親子や夫婦のけんかの原因がいつも同じなら、「あきらめる」ことも大切です。けんかの舞台から降りて、くり返すループに陥らないようにするためです。「今、いつもと同じようなパターンにはまっているな……」と気づいたら、サッとあきらめて、その場から離れましょう。努力してうまくいかないときも同様です。

　ストレスは交感神経を高ぶらせます。アドレナリンが分泌されると血液が固まりやすくなり、カラダの不調につながることも。同じパターンにはまっていることを自覚し、その輪から抜け出ることで、カラダの不調もラクになるかもしれません。

やる気が出ない　パワー不足　余裕がない

「〇〇やらねば」ではなく「〇〇しよう！」と考える

カラダによい理由

●「やらなくてはいけない」と考えると義務感が生じて面倒になり、カラダも緊張する。「〇〇しよう！」とポジティブに変換すると脳内にドーパミンが分泌されて**やる気もアップする。**

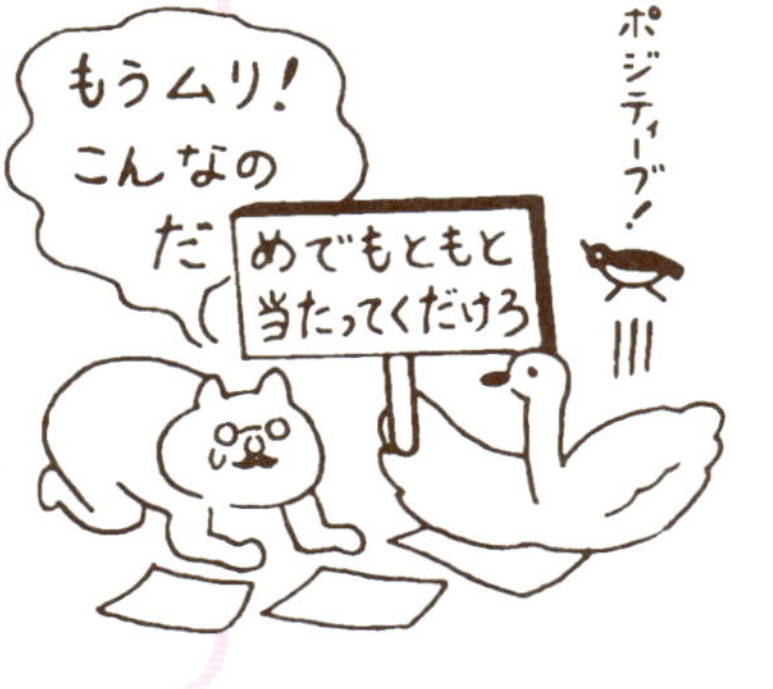
ポジティーブ！
もうムリ！
こんなの
だ
めでもともと
当たってくだけろ

前向きになれるポジティブな言い換え例

- 何度もやらなきゃいけない → 何度もチャレンジできる！
- そんなの無理 → できたらすごい！
- 難しそう → 意外とできるかも！
- 知らなくて損した → わかってよかった！

やる気が出ない　パワー不足　気分転換

元気がないときは、とにかく笑ってみる

カラダによい理由

- 笑うと、体内のナチュラルキラー細胞が活性化。免疫力が高まり、**自律神経のバランスが整う**。
- 脳波の中のアルファ波が増えてリラックス。血流もよくなり、**脳の働きが活発になる**。
- 憂うつな気分がふっとび、**幸福感がもたらされる**。

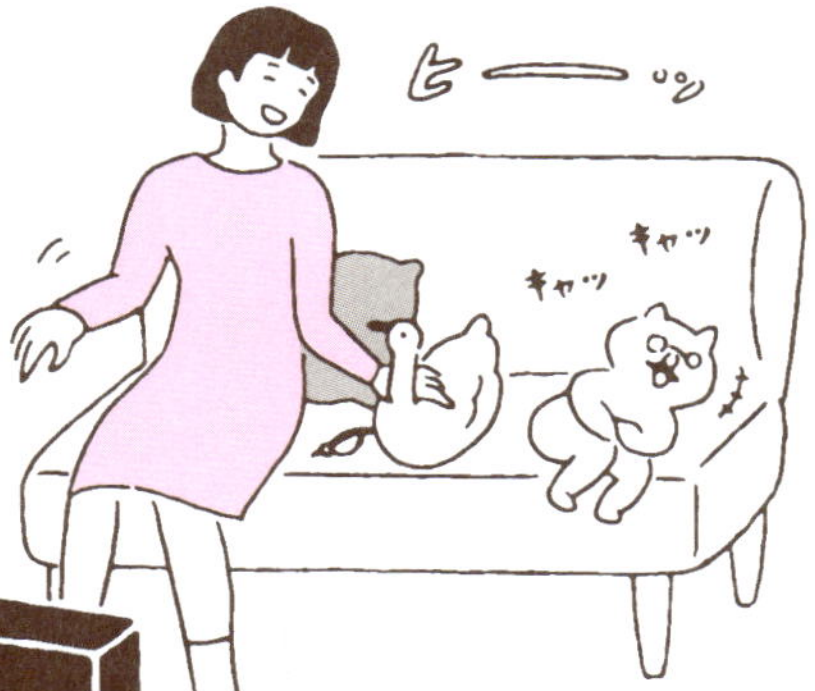

元気が出ないときは、だまされたと思って笑ってみる。お笑い番組などを鑑賞するのもよい。

ツボMEMO　足三里【あしさんり】、関元【かんげん】

ストレス　イライラ　気分転換

思い切り、泣いてみる

カラダによい理由

- 涙を流すことで副交感神経が優位になり、脳がリラックスモードに。緊張やストレスが鎮まる。
- 心が浄化する。

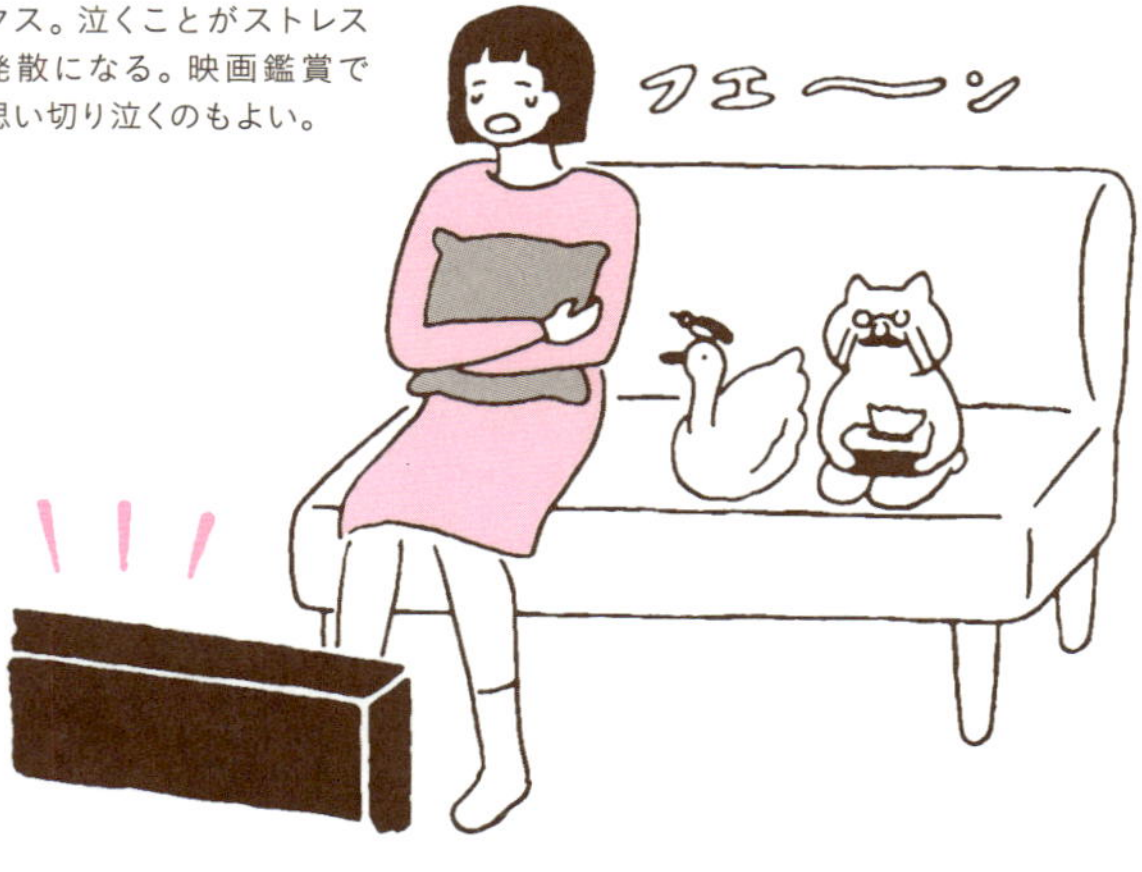

涙を流すことで脳がリラックス。泣くことがストレス発散になる。映画鑑賞で思い切り泣くのもよい。

ストレス　イライラ　気分転換

大声を出したり、物を投げたりして暴れる

カラダによい理由

- モヤモヤを吐き出すイメージで、大声を出す。物を投げてみる。ストレスが発散され、**気もちがスッキリする。**

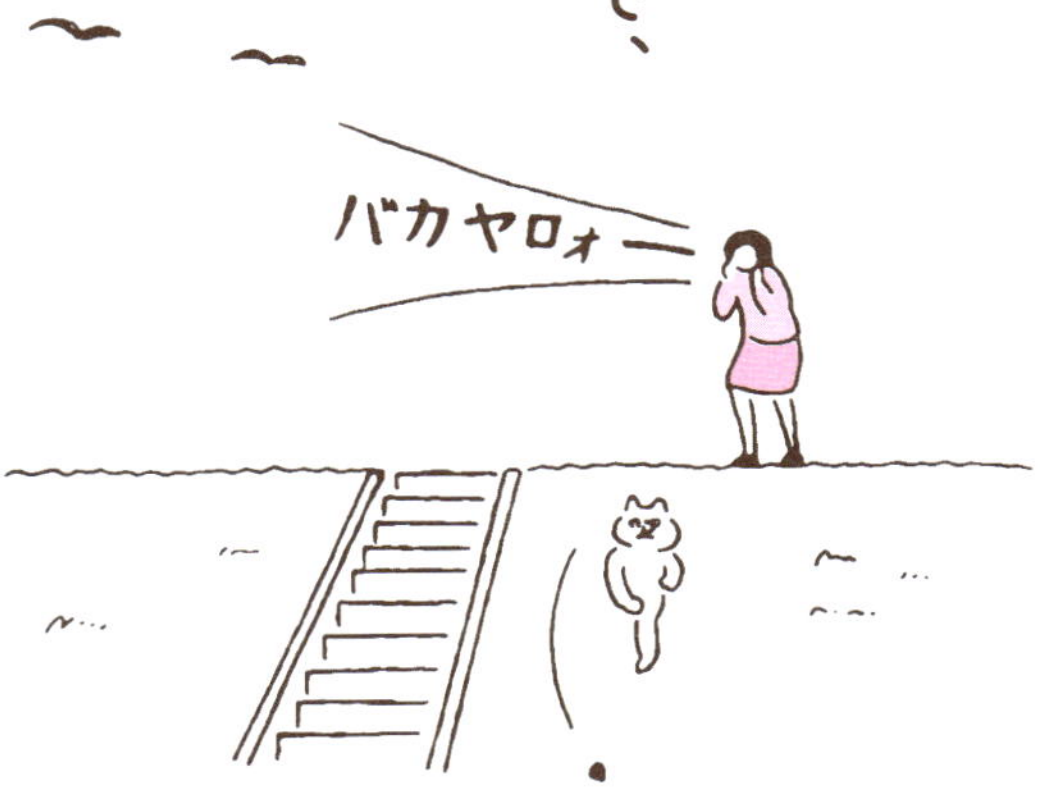

大人でも、たまには大声を出したり、物を投げてみたりしたいもの。ただし、くれぐれも他人に迷惑はかけないように！

ストレス　リラックス　情緒不安定　気分転換

ため込まずに、他人に話してみる

カラダによい理由

- 話すことで自分の頭の中が整理され気づきが生まれる。
- 他人に受け入れられた感覚が得られ気もちが落ち着く。

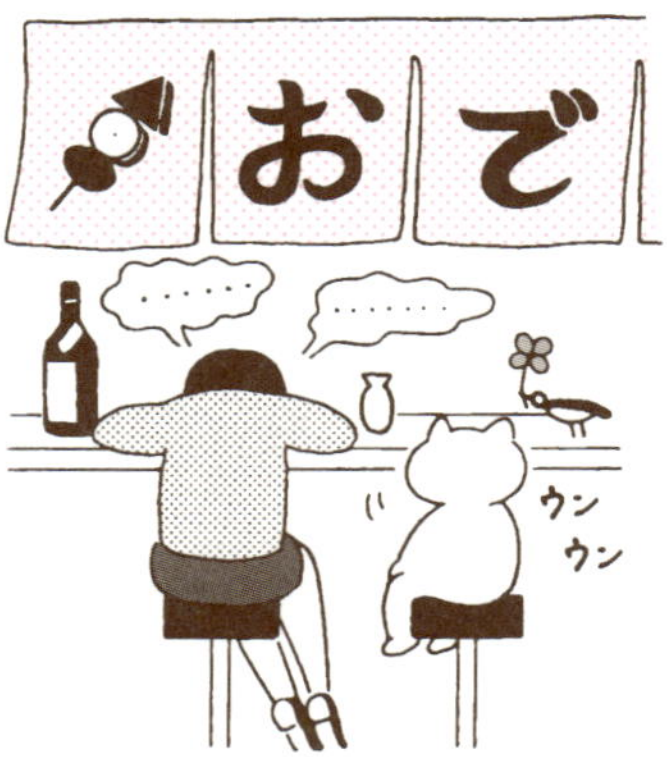

デリケートな話は、電話相談などを活用するのも手。赤の他人だと話しやすい。

ストレス 気分転換

悩みやストレスのもとを書き出して破る

カラダによい理由

- 「書き出し、破り捨てる」という具体的な行動で、悩みを体内から追い出した感覚になる。
- 悩みやストレスを想起させるものを捨てるのもよい。悩むきっかけを減らせる。

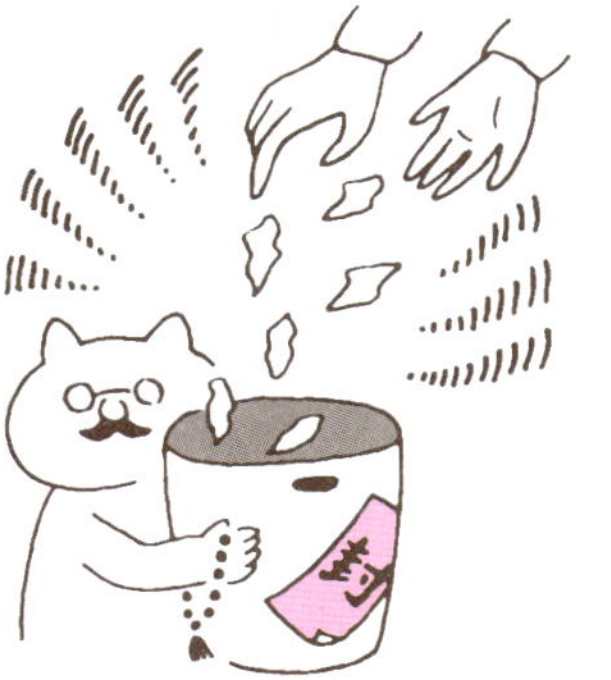

どうしてもストレスはたまるもの。定期的に吐き出す手段を身につけておくと、気分がラクになる。

 ツボMEMO 陽陵泉【ようりょうせん】、肩井【けんせい】

心のクセ　体調管理　免疫力低下

即効性のあるものばかりを信じない

カラダによい理由

- すぐに効くものは、すぐに効かなくなる。
即効性のない「遠回りの健康法」は自然治癒力を引き出し、根本的な健康問題をも解決する。

- 「遠回りの健康法」は、副作用が少なくカラダにやさしい。

遠回りの健康法

遠回りの健康法は不調だけに働きかけず、
さまざまな部位と相互関係をもちながら時間をかけて全身をよくする。
なかなか効果が現れなくても、今はまだ目に見えないだけかもしれない。
マッサージ、ヨガ、瞑想《めいそう》、漢方、ツボ、お灸など、
本書で紹介している「遠回り」の健康法を試して、自分に合ったものをとり入れていこう。

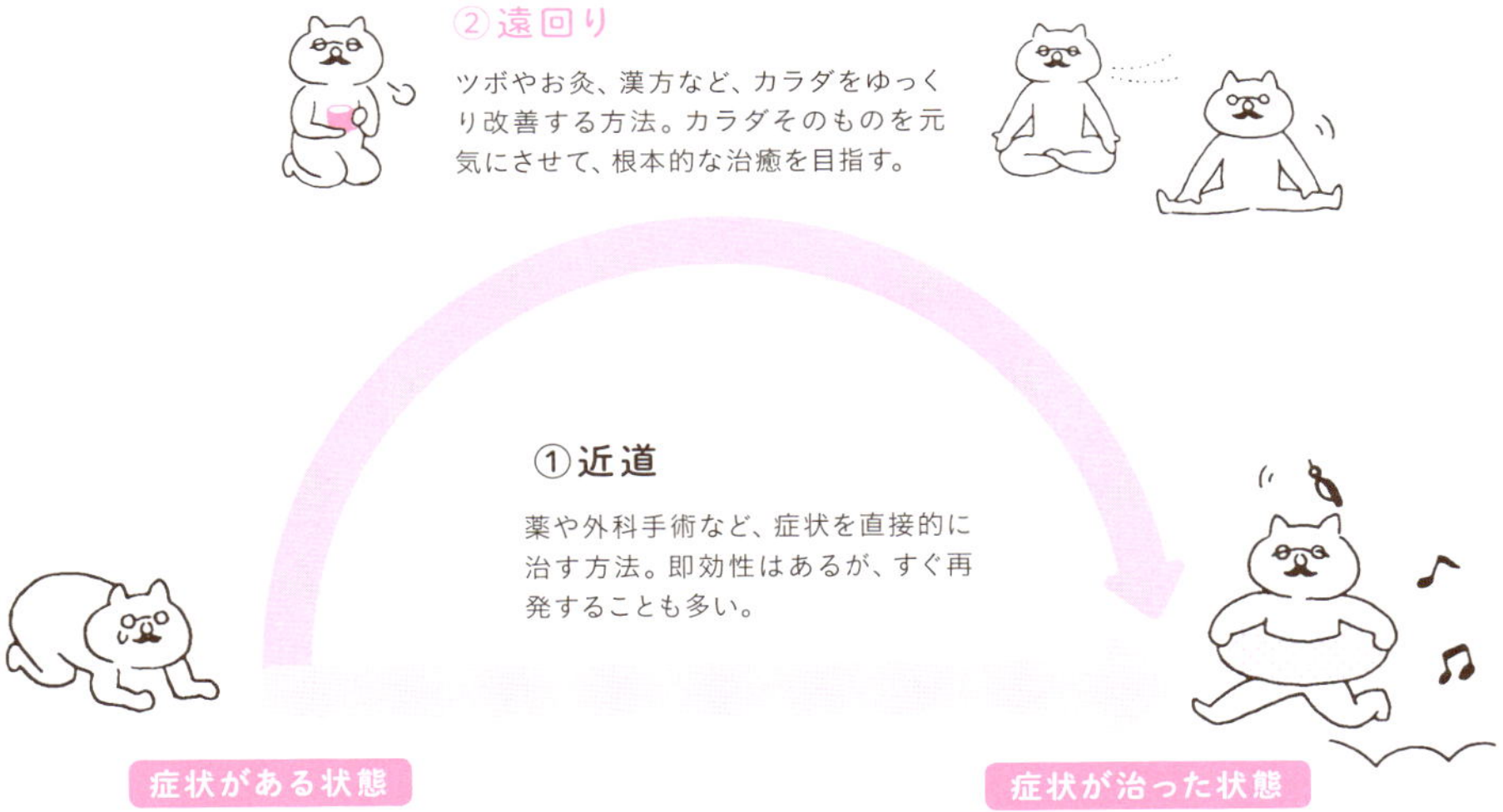
②遠回り
ツボやお灸、漢方など、カラダをゆっくり改善する方法。カラダそのものを元気にさせて、根本的な治癒を目指す。
①近道
薬や外科手術など、症状を直接的に治す方法。即効性はあるが、すぐ再発することも多い。
症状がある状態
症状が治った状態

「すぐに効く」は根本的な解決にならない

基本的に病気の治療は、できるだけ「早く」「正確に」治すことが求められます。ただ、即効性のあるものは強い副作用があったり、根本的な治療には至らなかったりします。西洋医学の薬品や外科手術がその代表。たとえば、鎮痛剤を飲んで頭痛をやわらげても、また痛くなり鎮痛剤を飲む。これはただ痛みを感じないように一時的にブロックしているだけ。そのうち鎮痛剤が効かなくなることもあり得ます。

一方、ふくらはぎマッサージやツボ押し、お灸《きゅう》などの健康法は、間接的なアプローチ。血行不良による肩こりが原因の頭痛なら、まずは血の巡りをよくし、冷えや肩こりを改善。その結果、頭痛の頻度も減ります。これが「遠回りの健康法」です。遠回りではあっても、根本的な原因にアプローチするので、とても健康的。即効性のあるものに飛びつく前に、どちらが今の症状に合っているのか、考えてみましょう。

ストレス リラックス 気分転換

自分にごほうびを用意する

カラダによい理由

- 何かを達成したときは、自分に買い物や食事などのごほうびをあげると、やる気が出る。
- 脳にドーパミンが分泌されて快感が得られる。快感を得るために、目標達成を優先するようになる。
- 目標は小さく設定し、ささやかなごほうび（好子《こうし》）をたくさん用意する。

あなたのごほうびは何ですか？

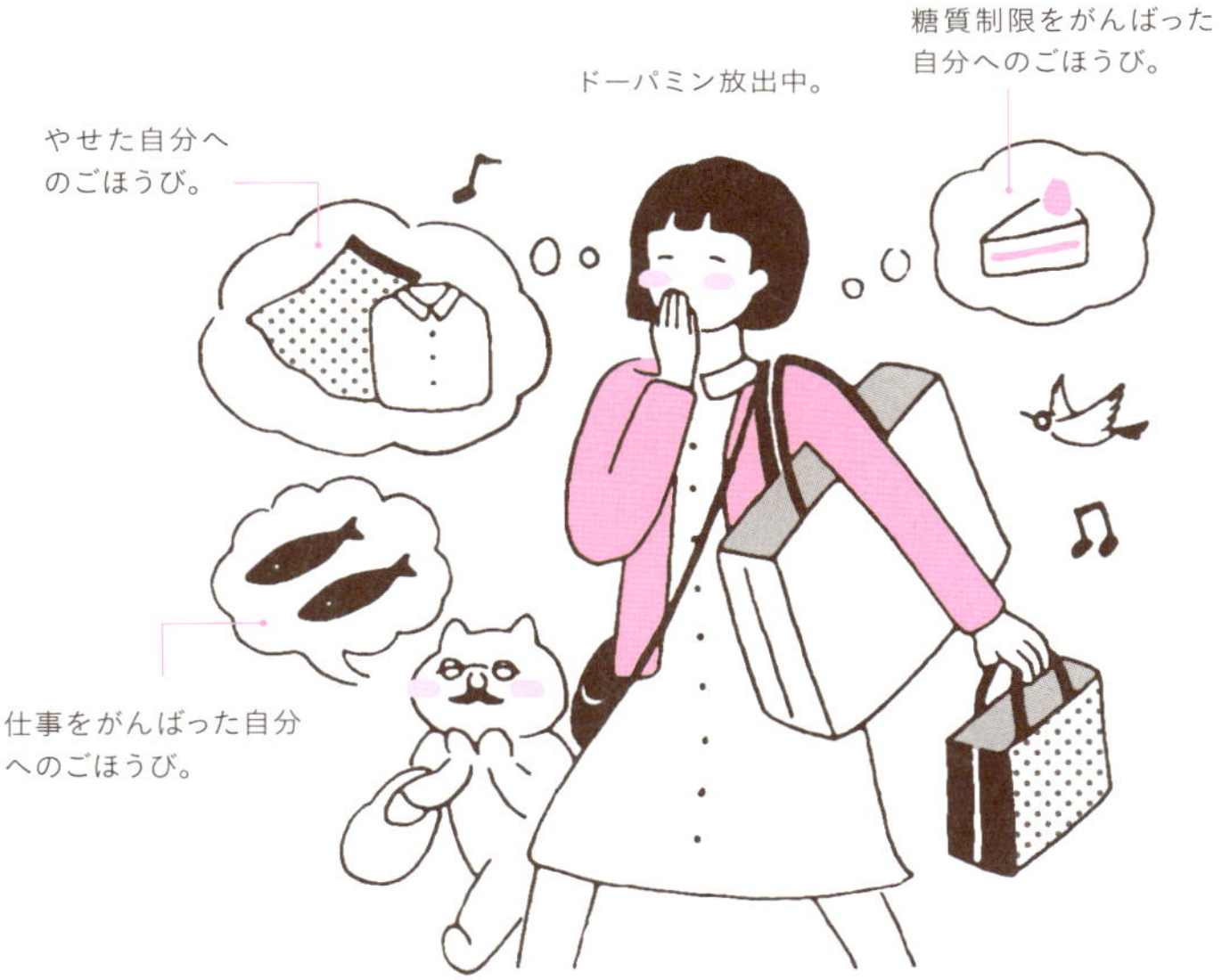
糖質制限をがんばった自分へのごほうび。
ドーパミン放出中。
やせた自分へのごほうび。
仕事をがんばった自分へのごほうび。

何かを達成したらすぐにごほうびを！　毎日のちょっとした喜びが継続する力になる。

ごほうびで脳を活性化

チャレンジを継続するのは難しいことですが、自分にとってメリットがあれば、「これからも続けよう」という気もちになりませんか？

がんばっている自分に、ときにはちょっとしたごほうびを与えてみてください。たとえば糖質制限を続けているなら、「1週間がんばったら、週末には好きなものを食べる」。花が好きなら、「毎朝のウォーキングのごほうびに花を買って部屋に飾る」というふうに、我慢しているもの、好きなものをごほうびにしてはどうでしょう。よいことがあると、ドーパミンが出て、脳が気もちよくなりリラックスします。

ポイントは、達成したらすみやかにごほうびを実践すること。動物実験では、60秒以内にごほうびを与えないと、うまくしつけられないことがわかっています。

毎日のちょっとしたごほうびがあなたのやる気を引き出してくれるはず。人間は、意外と外からの刺激に支配されているものなのです。

気づき　ゆがみ　心のクセ　冷え

行動をワンパターン化しない

カラダによい理由

- いろんな動きをすることで、滞っていた血の巡りがよくなる。
- 変化を与えると、自分の思考やカラダのクセに気づく。
- 思い込みのクセを直すと、人との衝突も減る。

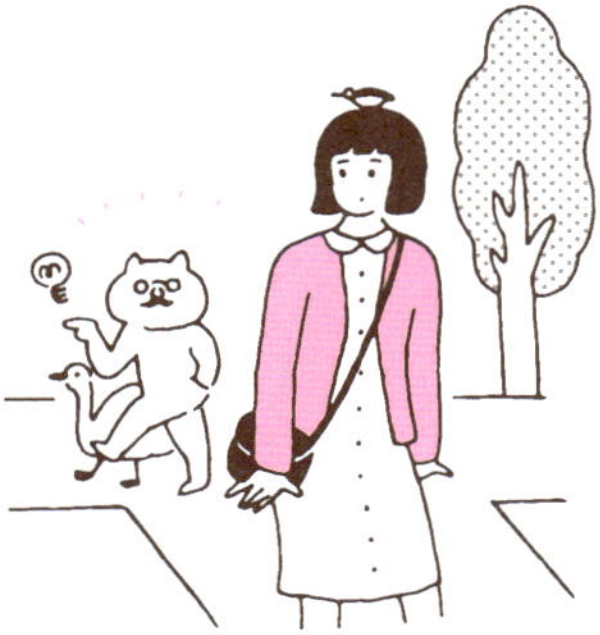

いつもと違う道へ行ってみる
見たことのない風景を眺められるなど、思わぬ発見がある。

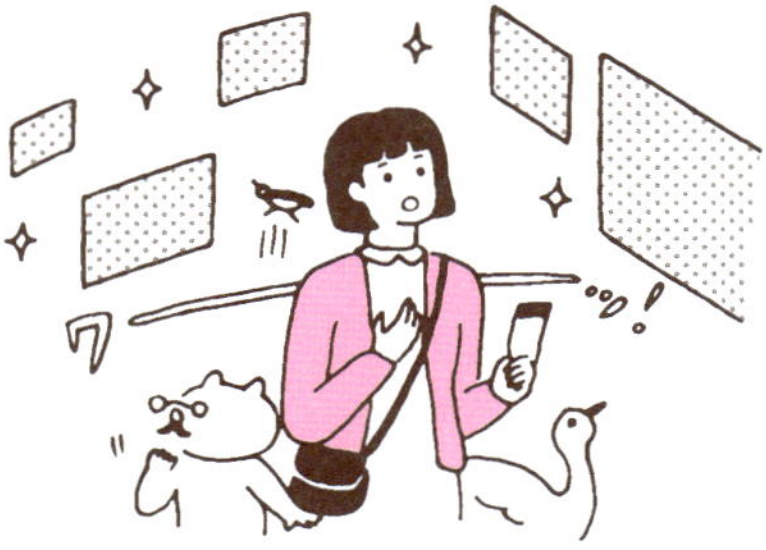

美術館や博物館へ行ってみる
アートや教養に触れると脳や心によい刺激となる。

ちょっと視点を変えてみる

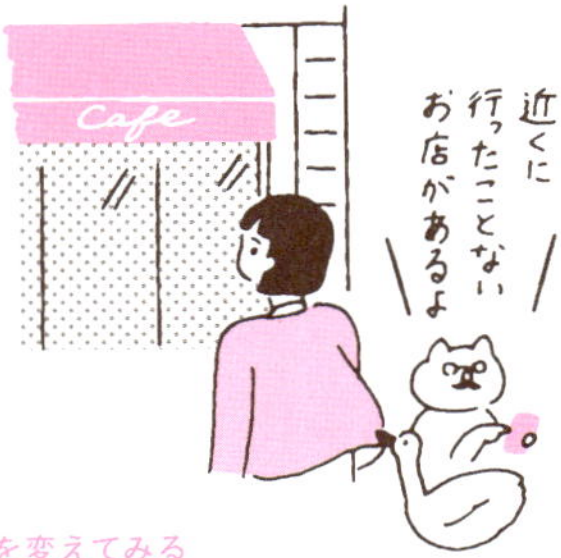
Cafe
近くに行ったことないお店があるよ

店を変えてみる
決まった店に行きがちなら、たまには新規店の発掘を。

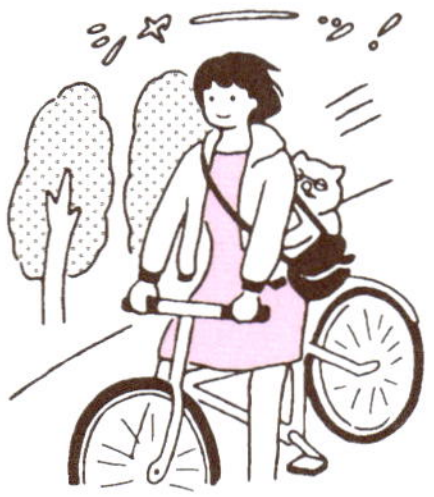

移動手段を変えてみる
電車や車ではなく、自転車や徒歩にする。使っていない筋肉を動かせる。

「いつもと同じ」が不調を招く？

毎朝同じ電車に乗って、同じ店のランチを食べて、駅から家まで同じ道を通って帰る……。私たちの日常は同じことのくり返し。ただ、このワンパターン化が不調を招いていることも。たとえば、カラダによいからといって、上半身のストレッチだけを続けていても、下半身のむくみは解消しません。生活習慣も同じこと。まずは自分の行動を振り返って、パターン化された習慣に気づくことが大切です。

行動に変化をとり入れてみる

パターン化された部分に気づいたら、意識的にいつもと違う習慣をとり入れてみましょう。「いつもと違う道を通る」「隣の駅で降りてみる」「いつものストレッチに異なる動きをとり入れる」など、ちょっとした変化でかまいません。生活習慣を変えることが巡り巡ってカラダのため、そして健康へと結びついていきます。

ツボMEMO　合谷【ごうこく】、太衝【たいしょう】

リラックス　ストレス　集中力低下　免疫力低下　自律神経の乱れ　気分転換

山や川、海などの自然と触れ合う

カラダによい理由

- 自然の景色を眺めたり、自然と触れ合ったりするとアドレナリンの分泌が減って心が鎮まる。
- 自然に還《かえ》ることができる。
- 自然のエネルギーを体中で受ける。

ある日の休日

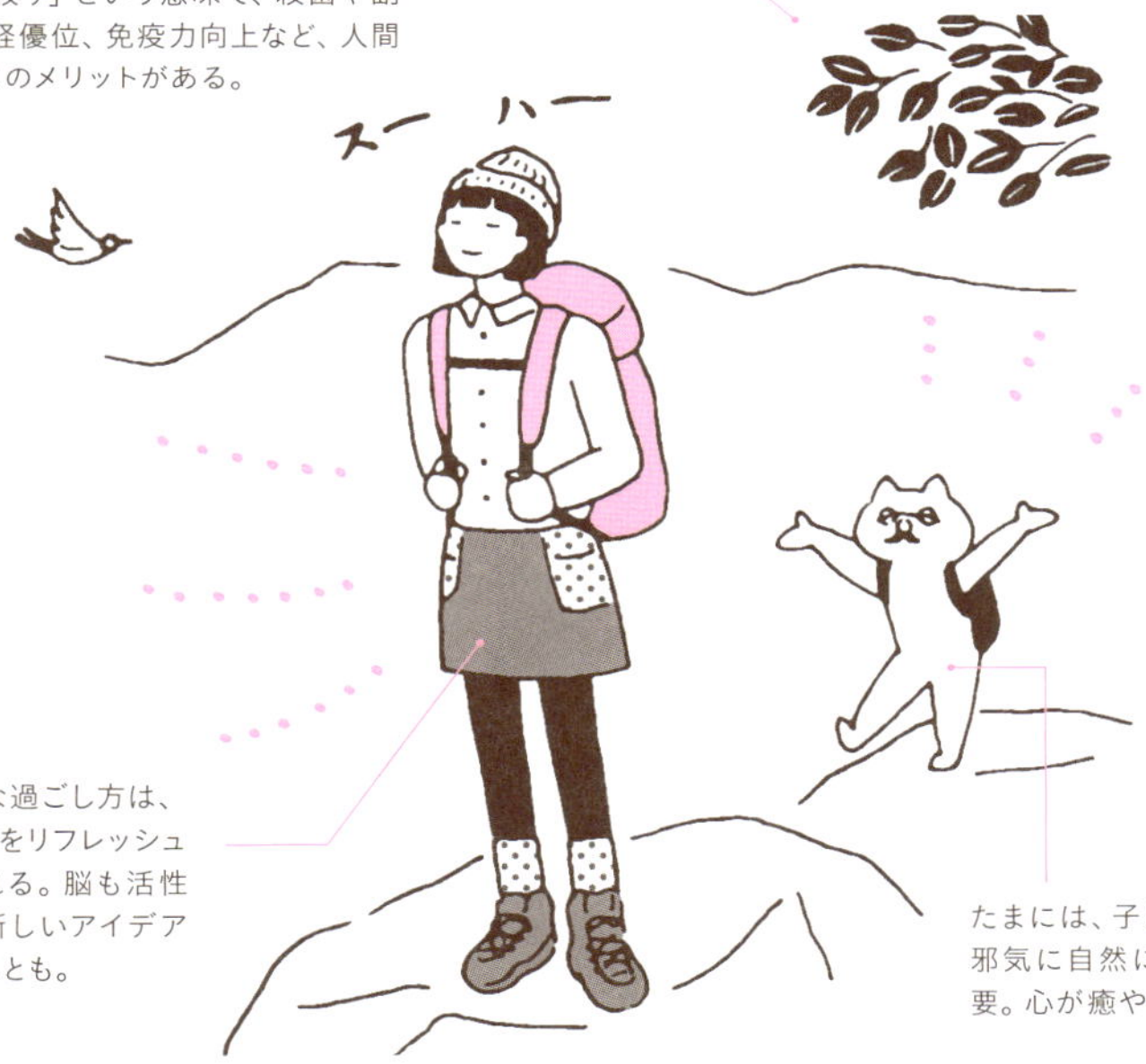
フィトンチッドとは、植物が自分に害を及ぼす菌などを殺すために放出する化学物質。「フィト」は「自然」、「チッド」は「殺す」という意味で、殺菌や副交感神経優位、免疫力向上など、人間にも多くのメリットがある。
スー ハー
非日常的な過ごし方は、カラダと心をリフレッシュさせてくれる。脳も活性化され、新しいアイデアが浮かぶことも。
たまには、子どものように無邪気に自然に還ることも必要。心が癒やされる。

化学的にも癒やし効果がある

自然に触れると、気もちがリフレッシュして、心が落ち着きませんか？ とくに緑のある場所は、マイナスイオン効果があるといわれます。化学的には、樹木からはフィトンチッドと呼ばれる化学物質が出ていて、これが脳内のアルファ波を増加。リラックスしたり集中力を高めたりします。だから、森林で深呼吸すると気分がさわやかになるのです。フィトンチッドは防カビや防菌、浄化や消臭にも効果があり、空気清浄機や芳香剤、口臭予防のキャンディなどにも用いられています。

五感を使うことで脳が活性化

自然の中にいると、目に映る鮮やかな色、動物の鳴き声や波の音、樹木や潮の香りなどで、五感が刺激されます。これはふだんの生活では難しいこと。現代人は「自然」が欠乏しているともいわれます。たまには日常からカラダを引き離し、自然の中で過ごしてみて。脳が活性化するでしょう。

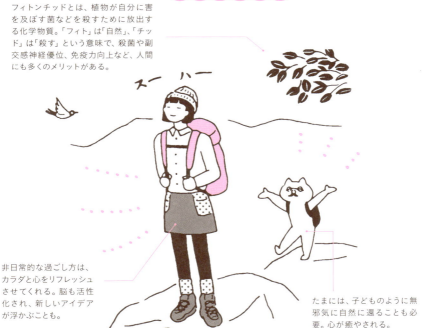

ストレス　リラックス　気分転換

植物を育てる。ペットを飼う

カラダによい理由

- 生命を育む喜びを味わえる。
- 自分が育てた植物が生長した姿に、達成感を得られる。
- 動物に触れると、心拍数や血圧が下がり、ストレスが軽減する。

生き物を育てることで、癒やされるの図

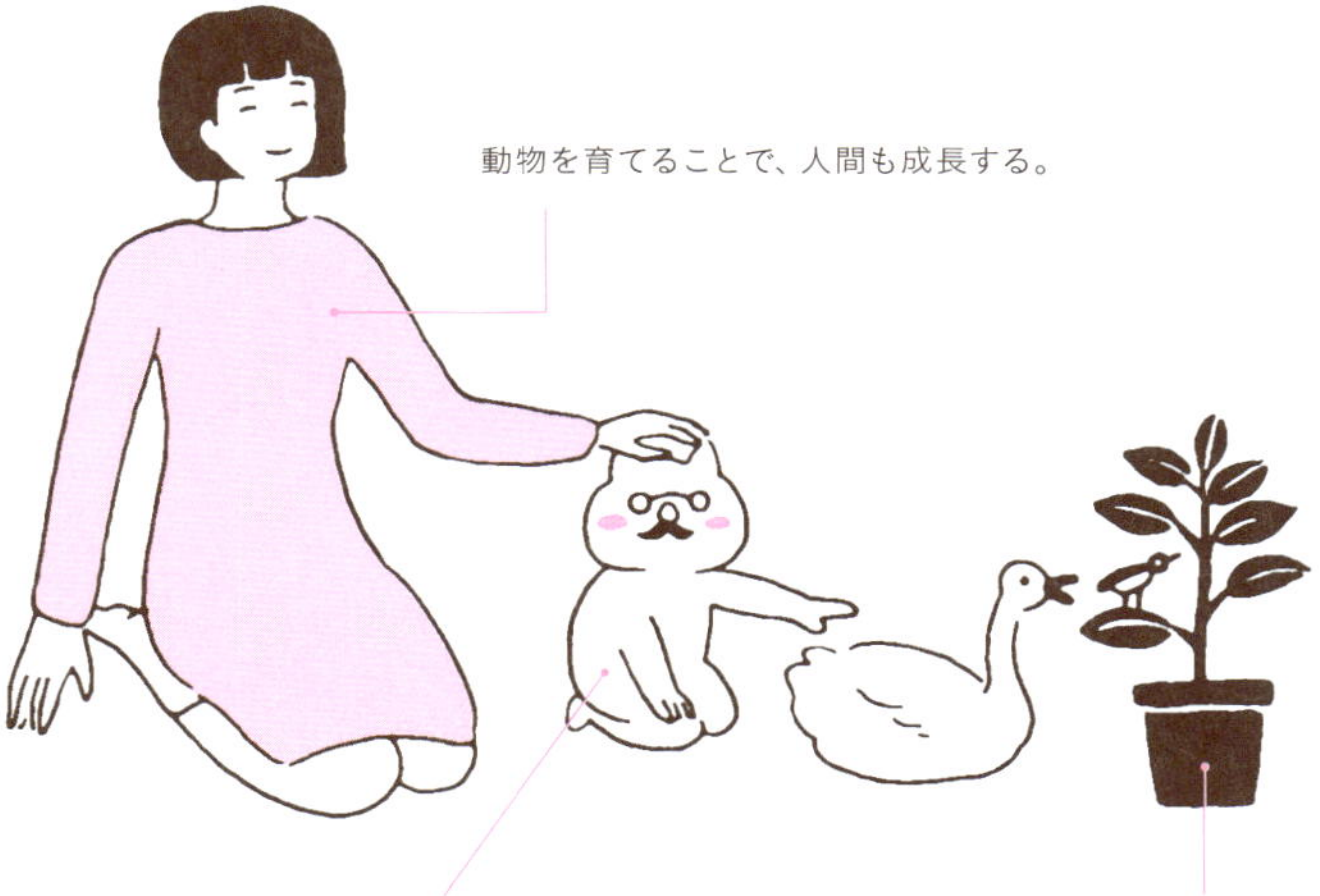
動物を育てることで、人間も成長する。
猫がのどを鳴らす「ゴロゴロ」という音は、「音響免疫」といって生命力を高める効果があるといわれる。
ペットを飼えないなら、観葉植物から始めてみる。枯らせてしまったら植物に謝る。ただし、くれぐれも自分を責めないように。

植物の親になる

植物を育てるのは意外と根気が必要です。水を与えたり、夏の日差しを遮《さえぎ》ったりしながら、手をかけた草花が生長していく姿からは我が子の成長を見守るような達成感が得られます。実際、「園芸療法」と呼ばれる心身のリハビリが存在します。

ペットは癒やしの達人

動物が人を癒やすのは、「アニマルセラピー」という療法からもよく知られています。つらい出来事があっても、ペットを飼っている人は、飼っていない人に比べて精神的なダメージが少なく、ただの散歩よりも犬といっしょのほうがリラックスすることもわかっています。

また、病院や介護施設でも、無表情、寝たきりの人が、動物が寄り添うと笑顔になったり、不自由な手足を動かそうとしたりするそうです。

動物たちにはあなたの悩みはわかりません。だからこそリラックスして接することができ、心が癒やされるのでしょう。

体調管理　慢性疲労　イライラ　ストレス　リラックス　うつ

休日は何もしない時間をもつ

カラダによい理由

- すべての行動に意味を求めない。すると心に余裕が生まれる。
- ぼーっとすると、やる気や新しいアイデアが出たりする。
- 頭を空っぽにする習慣を身につければ、うつ状態を回避できる。

何もしない時間をもつためのアイデア

- 土曜日は何も予定を入れないと決める。
- 予定がないことをラッキー！ と思うようにする。
- 夫婦、カップルはそれぞれ自分の時間をもつように提案する。
- たまには子どもを預けて、ひとりきりになってみる。
- 週末は目覚まし時計をセットしない。　　　　など

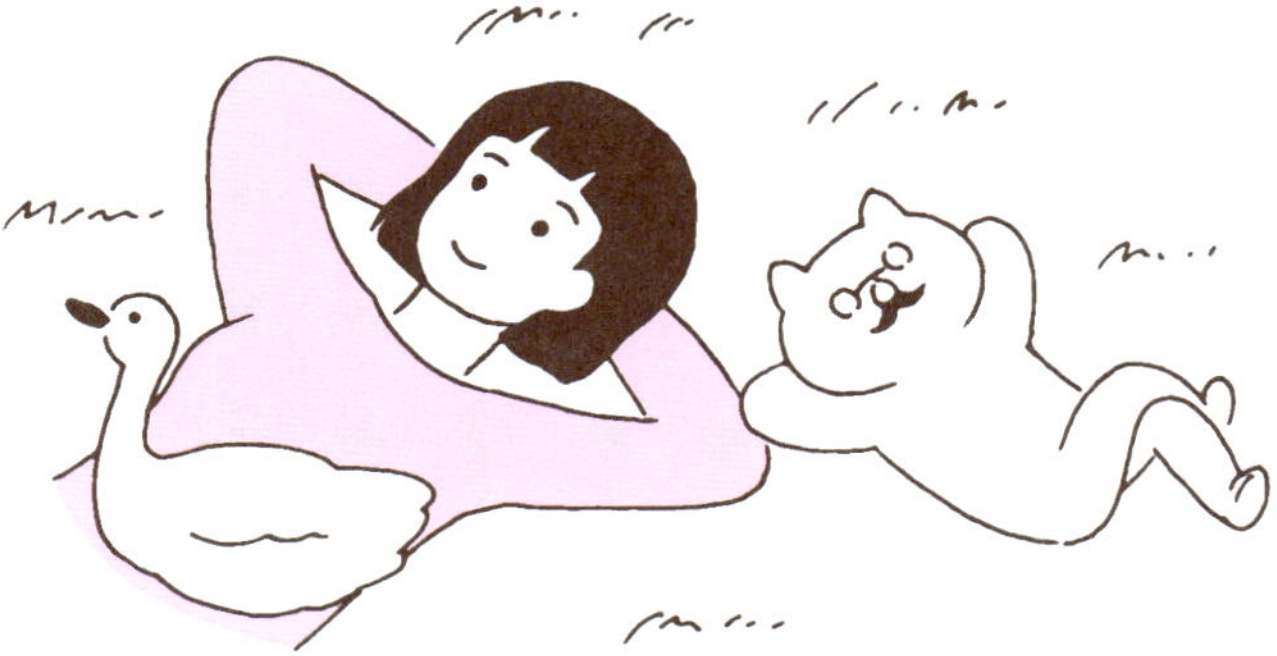

自分と向き合う時間を

つねに有意義な時間をもつことがカラダや心によいかといえば、必ずしもそうではありません。意味のない時間も大切です。休日くらいは何もせずに頭を空っぽにする時間をつくりませんか？

「瞑想《めいそう》する」「ふらっと散歩する」「景色を眺める」など、とくに目的のない過ごし方はリフレッシュにつながります。真面目な人は、目的なく過ごすなんてもったいないと感じるかもしれませんが、何もしない時間をとおして気もちに余裕が生まれ、ぞんざいに扱いがちな自分の心と向き合うきっかけになります。時間に追われていては、新しいアイデアを生みだすゆとりもありません。

脳がオーバーワークに達すると気もちがついていけず、心の病気になってしまうことも。適度に脳を休めて冷却期間を置けば、混乱した考えを整理でき、翌日から「またがんばろう」という気もちもわいてきます。オンとオフを使い分けてみましょう。

ツボMAP

この本に登場したツボの位置と効用がわかります。

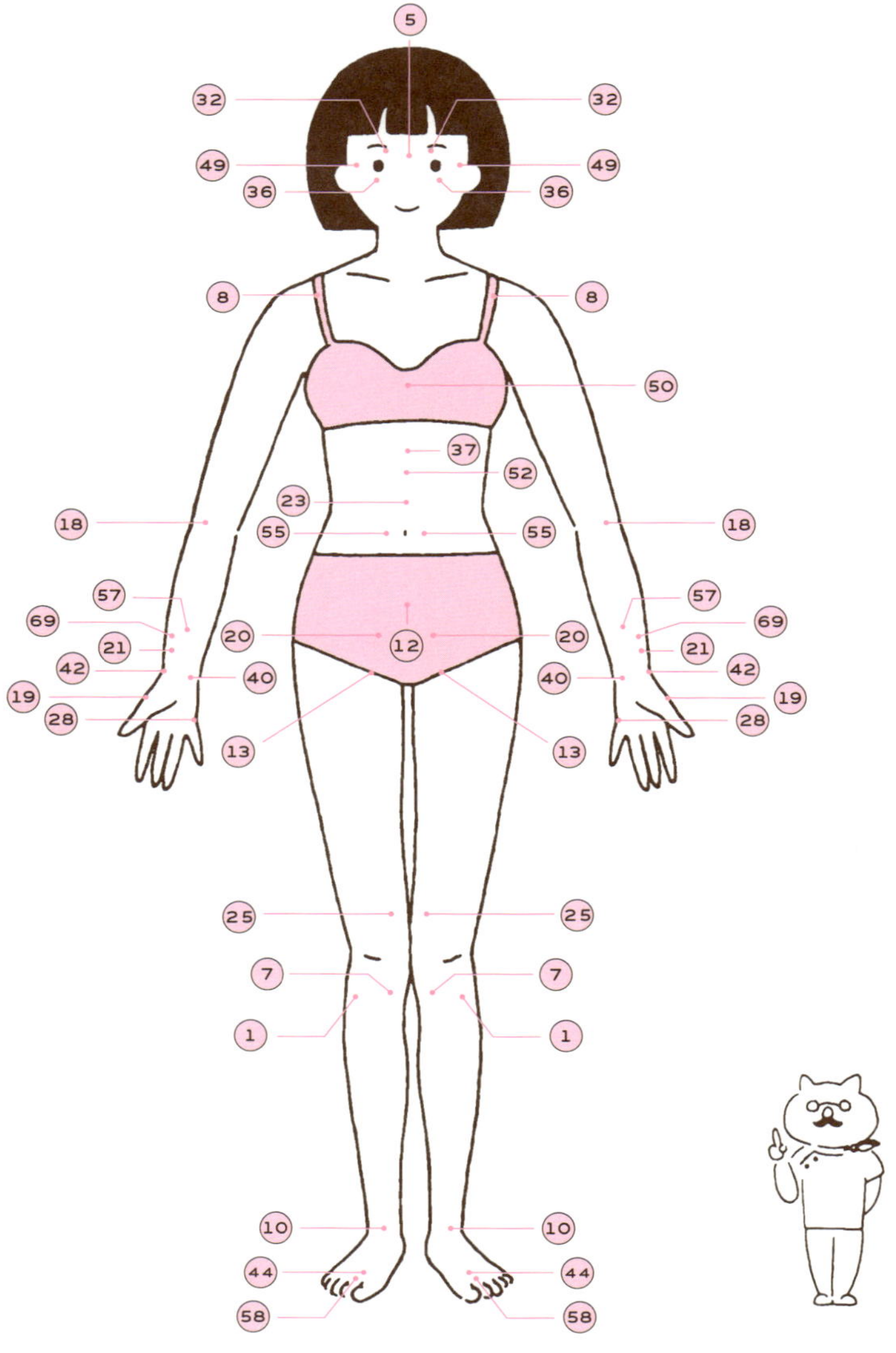

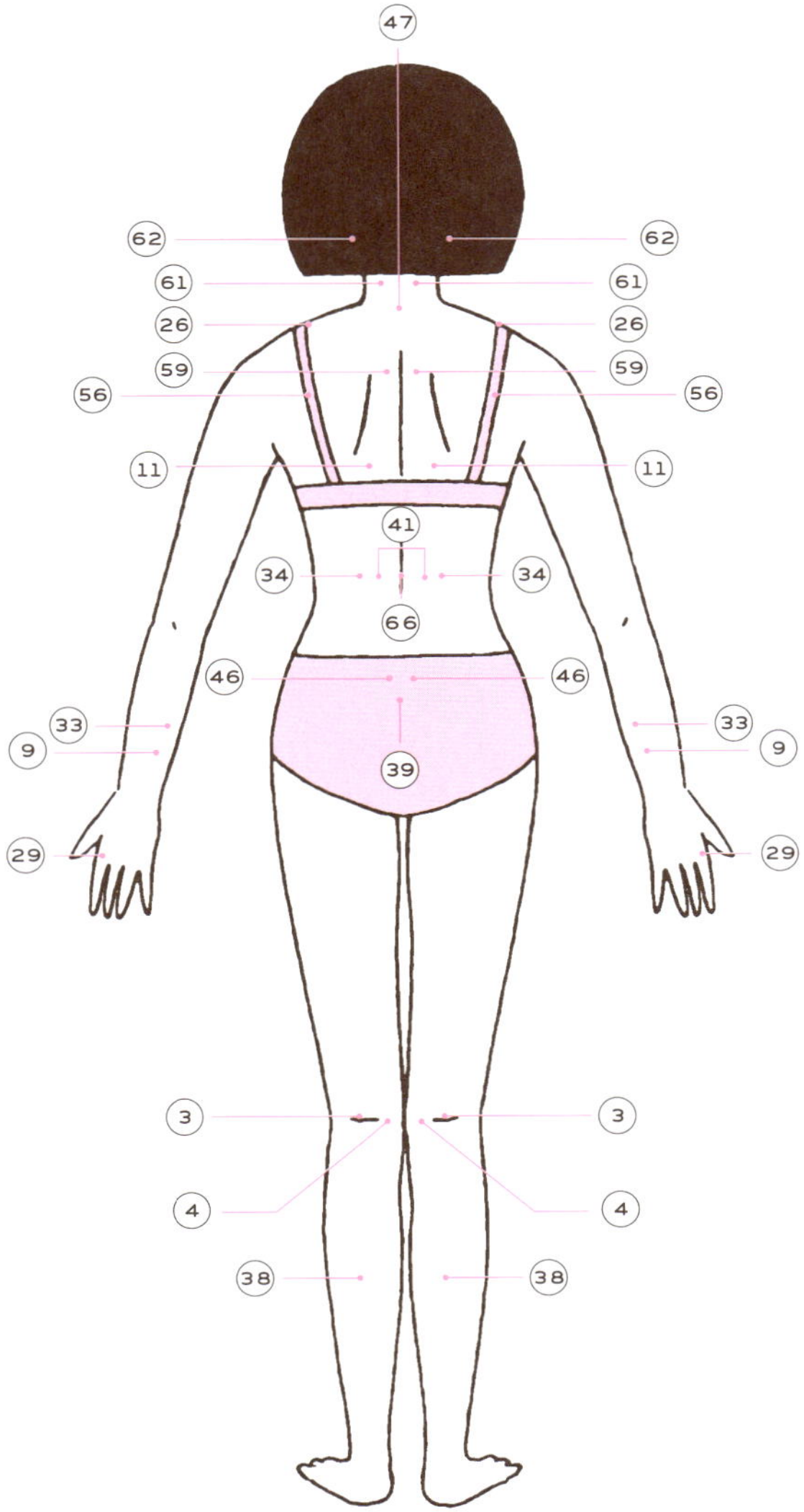
47
62
62
61
61
26
26
59
59
56
56
11
11
41
34
34
66
46
46
33
33
9
9
39
29
29
3
3
4
4
38
38

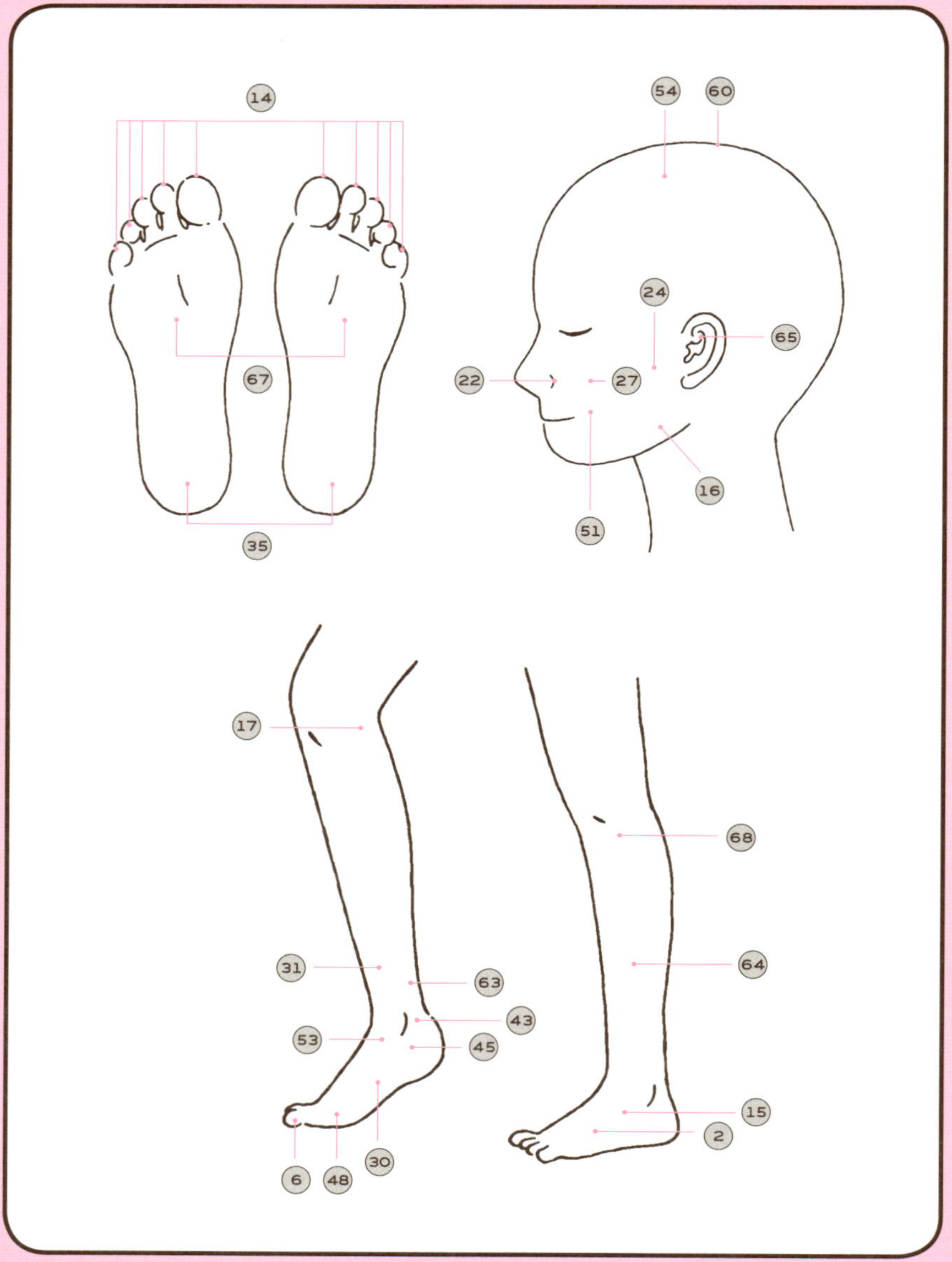
14
54
60
24
65
67
22
27
16
51
35
17
68
31
63
64
43
53
45
15
2
30
6
48

ツボの名称と効用

【あ】

1 足三里 【あしさんり】体力アップ 元気が出る 胃腸を整える
2 足臨泣 【あしりんきゅう】頭痛（側頭部）
3 委中 【いちゅう】腰痛 血行をよくする 膀胱炎
4 陰谷 【いんこく】むくみ 膀胱炎 利尿作用
5 印堂 【いんどう】精神安定 リラックス
6 隠白 【いんぱく】止血作用 悪夢
7 陰陵泉 【いんりょうせん】むくみ デトックス
8 雲門 【うんもん】呼吸機能を高める

【か】

9 外関 【がいかん】発汗 デトックス 初期の風邪 美肌
10 解渓 【かいけい】胃腸の冷え 食欲 口内炎
11 膈兪 【かくゆ】貧血 美肌 しゃっくり
12 関元 【かんげん】冷え 生理痛 元気が出る
13 気衝 【きしょう】むくみ デトックス 生殖器の疾患
14 気端 【きたん】末端の血行をよくする しびれ
15 丘墟 【きゅうきょ】決断力をアップする
16 頬車 【きょうしゃ】顔の筋肉を引き締める 胃を整える
17 曲泉 【きょくせん】むれによるかゆみ（陰部）
18 曲池 【きょくち】熱を抑える 血圧を下げる
19 魚際 【ぎょさい】カラダの熱をとる 空咳
20 帰来 【きらい】生理不順 生理痛 左側は便秘
21 経渠 【けいきょ】乾燥肌 肌荒れ 呼吸機能を高める

---

22 迎香 【げいこう】ほうれいせん 鼻づまり 鼻水
23 下脘 【げかん】胃腸を整える 胃の冷え
24 下関 【げかん】顔の筋肉を引き締める 胃を整える
25 血海 【けっかい】血流をよくする（月経異常） 皮膚病
26 肩井 【けんせい】肩こり 気もちがおだやかになる ストレス
27 顴髎 【けんりょう】顔のむくみ、たるみ
28 後渓 【こうけい】肩こり 寝違い
29 合谷 【ごうこく】血の巡りをよくする 便秘 元気が出る 肩こり 体力アップ 下の歯の痛み
30 公孫 【こうそん】胃腸を整える むくみ

【さ】

31 三陰交 【さんいんこう】血流・リンパの流れをよくする むくみ 婦人科系疾患
32 攅竹 【さんちく】眼精疲労
33 支溝 【しこう】便秘 カラダの熱を冷ます
34 志室 【ししつ】生殖機能を高める 腰痛 髪の健康 泌尿器系疾患
35 失眠 【しつみん】不眠
36 四白 【しはく】顔のむくみ、たるみ
37 上脘 【じょうかん】胃腸を整える 胃の冷え ゲップを抑える
38 承山 【しょうざん】むくみ 血行をよくする 痔
39 上仙 【じょうせん】生理痛
40 神門 【しんもん】精神を鎮める
41 腎兪 【じんゆ】冷え 生殖機能を高める 腰痛 泌尿器系疾患

【た】

42 太淵【たいえん】呼吸をラクにする　脈拍を上げる

43 太渓【たいけい】呼吸をラクにする　冷え　骨を強くする　泌尿器系疾患　生殖機能を高める　髪の健康　腰痛

44 太衝【たいしょう】貧血　髪の健康　眼精疲労　血流をよくする　イライラ　抑うつ

45 大鐘【だいしょう】むくみ　頻尿

46 大腸兪【だいちょうゆ】便秘　下痢　生理痛　腰痛

47 大椎【だいつい】冷え　発汗　初期の風邪　免疫力アップ

48 太白【たいはく】体力アップ　便秘　下痢　消化機能を高める　味覚を高める　口内炎

49 太陽【たいよう】頭痛　顔のむくみ、たるみ　眼精疲労　あごの痛み

50 膻中【だんちゅう】胸さわぎを鎮める

51 地倉【ちそう】口角のたるみ　口角炎

52 中脘【ちゅうかん】胃腸を整える　胃の冷え　食欲不振

53 中封【ちゅうほう】生理痛　骨を強くする　イライラを鎮める

54 通天【つうてん】嗅覚を高める

55 天枢【てんすう】下痢　便秘

56 天宗【てんそう】運動まひ(上肢)　腕のしびれ　肩こり

【な】

57 内関【ないかん】うつ　胃のむかつき　二日酔い　乗り物酔い　精神安定　ストレス

58 内庭【ないてい】食欲を抑える　胃の熱を抑える

【は】

59 肺兪【はいゆ】デトックス　呼吸機能アップ　肩こり

60 百会【ひゃくえ】集中力がつく　全身のエネルギーが高まる　元気が出る　やる気を出す

61 百労【ひゃくろう】首のこり　発汗を抑える　咳止め

62 風池【ふうち】発汗　初期の風邪　首のこり　目の疲れ　鼻づまり

63 復溜【ふくりゅう】のど・口の渇き　ほてり・のぼせ　潤い

64 豊隆【ほうりゅう】カラダの巡りをよくする　むくみ

【ま】

65 耳の胃区【みみのいく】食欲を抑える(正常に戻す)

66 命門【めいもん】冷え　腰痛

【や】

67 湧泉【ゆうせん】冷え　不眠　泌尿器系疾患　婦人科系疾患

68 陽陵泉【ようりょうせん】足腰の痛み　ストレス　イライラを鎮める　筋の痛み　血圧を下げる

【ら】

69 列欠【れっけつ】便通　肌荒れ　アレルギー　呼吸機能を高める

厳選 漢方薬一覧

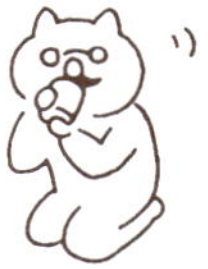

ここではよく用いられる漢方を紹介します。一時的に服用するのではなく、日ごろから飲み続けましょう。

元気が出ない、疲労がとれない、食欲不振

【補中益気湯《ほちゅうえっきとう》】
体力が低下して、全身に力が入らない人に。胃腸の働きが弱った人にも。

【十全大補湯《じゅうぜんたいほとう》】
全身の衰弱、冷え、貧血、食欲不振などが気になる人に。滋養強壮に効果がある。

消化器の諸症状、慢性胃炎、食欲不振

【六君子湯《りっくんしとう》】
胃腸の働きをよくする。

【安中散《あんちゅうさん》】
炎症や痛みを鎮める。胃痛や腹痛、胃もたれにも効果がある。

【半夏瀉心湯《はんげしゃしんとう》】
みぞおちのつかえをとり除き、炎症を鎮める。食欲不振や胃もたれに。

筋肉痛、関節痛

【麻杏薏甘湯《まきょうよくかんとう》】
関節痛や神経痛、筋肉痛をやわらげる。

ひざの痛み、むくみ

【防已黄耆湯《ぼういおうぎとう》】
小太りぎみで虚弱体質な人の関節のはれや痛み、むくみ、多汗症、肥満症などに。

筋肉のけいれん、こむら返り

【芍薬甘草湯《しゃくやくかんぞうとう》】
こむら返りや筋肉のけいれんに。腹痛や腰痛にも効果がある。

生理痛、生理不順、更年期障害など婦人科系の諸症状

【当帰芍薬散《とうきしゃくやくさん》】
虚弱体質で貧血ぎみ。めまいやむくみ、肩こりがある人に。

【桂枝茯苓丸《けいしぶくりょうがん》】
体力は中程度。上半身がのぼせ、足が冷える人に。

【加味逍遙散《かみしょうようさん》】
肩がこって疲れやすく、精神不安やいらだちなどがある人に。

厳選

アロマテラピー一覧

代表的な精油をまとめました。気になる精油は、実際に販売店などで香りを確かめてから購入しましょう。

【イランイラン】
香りの特徴　スパイシーで濃厚な甘い花の香り
効用　女性らしさを引き出す。ストレスからの解放。動悸《どうき》を鎮める。

【オレンジ・スイート】
香りの特徴　甘みのあるオレンジの香り
効用　気もちを明るくする。神経性の胃腸の不調や食欲不振を緩和する。

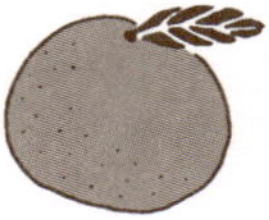

【ジュニパーベリー】
香りの特徴　軽い森林系の香り
効用　頭をスッキリさせ、集中力を高める。心身のデトックス効果が高い。

【ゼラニウム】
香りの特徴　甘いハーブ系の香り
効用　情緒不安定、更年期障害や生理トラブルに。

【ティートリー】
香りの特徴　すがすがしい森林系の香り
効用　強い殺菌作用があり、化膿《かのう》止めや消毒などに。免疫力を高める。

【ペパーミント】
香りの特徴　ツンとしたハッカの香り
効用　心身ともにスッキリする。花粉症、乗り物酔い、胃腸の不調などに。

【ユーカリ】
香りの特徴　少し濃い森林系の香り
効用　殺菌、消炎、鎮痛作用などがある。感染症にも用いる。

【ラベンダー】
香りの特徴　やさしいフローラル系の香り
効用　リラックス、不眠に効果がある。自律神経の調整や免疫力のアップにも。

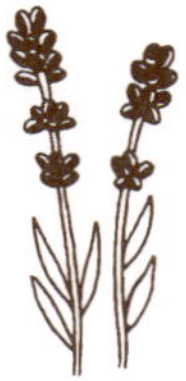

【レモン】
香りの特徴　フレッシュでシャープな香り
効用　頭をスッキリさせ、気分転換や集中力を高める。消毒、殺菌力もある。

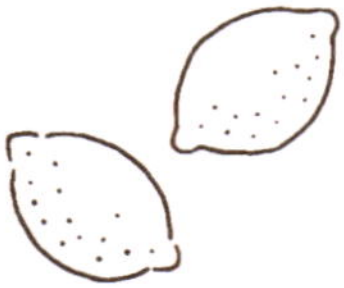

【ローズマリー】
香りの特徴　清涼感のあるハーブ系の香り
効用　利尿、血行促進、発汗によるデトックス効果がある。集中力、記憶力も高まる。

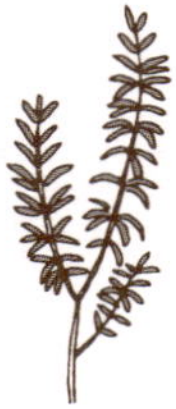

【カモミール・ジャーマン】
香りの特徴　干し草のような懐かしい香り
効用　炎症やアレルギーに効果があり、皮膚の炎症を緩和。

【カモミール・ローマン】
香りの特徴　リンゴのような甘い香り
効用　耳の痛み、歯痛など、子どもの諸症状に。生理痛や緊張の緩和にも。

【クラリセージ】
香りの特徴　甘いレモンティーのような香り
効用　緊張緩和。ホルモンバランスが整い、更年期障害にもよい。

【グレープフルーツ】
香りの特徴　苦みを含んだ柑橘《かんきつ》系のフレッシュな香り
効用　気もちを鎮めて、ポジティブな気分になる。

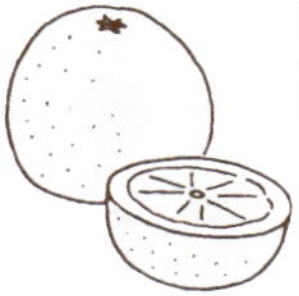

【サイプレス】
香りの特徴　ヒノキのような落ち着いた香り
効用　精神を集中させ、イライラを鎮める。

【サンダルウッド】
香りの特徴　甘いお香の香り
効用　気もちが落ち着く。泌尿器やのどの炎症、肌の引き締めなどに。

【ジャスミン】
香りの特徴　エキゾチックで濃厚な甘い香り
効用　不安や混乱状態を解消。マタニティブルーに。

【スイートマージョラム】
香りの特徴　温かみとわずかな甘みのあるハーブ系の香り
効用　孤独や悲しい気もちをやわらげる。筋肉痛や生理痛の緩和に。

【ネロリ】
香りの特徴　少し苦みのあるオレンジの花の香り
効用　ショック状態をやわらげる。アンチエイジング効果もある。

【パチュリ】
香りの特徴　墨のようなスモーキーな香り
効用　心をおだやかにして、不安な気もちを鎮める。

【ブラックペッパー】
香りの特徴　スパイシーなコショウの香り
効用　冷えや肩こり、筋肉痛の改善や消化機能の向上に。

【フランキンセンス】
香りの特徴　レモンのようにさわやかで落ち着いた香り
効用　デトックス、抗菌作用、呼吸器の改善に。肌のアンチエイジングにも。

【ベチバー】
香りの特徴　土の香りを思わせるスモーキーな香り
効用　そわそわした気分を鎮める。スキンケアや筋肉痛にも。

【ベルガモット】
香りの特徴　アールグレイの香りづけに使う、バランスのとれた柑橘系の香り
効用　食欲不振や不眠など、不安からくるうつ症状をやわらげる。

【ベンゾイン】
香りの特徴　バニラのような甘い香り
効用　呼吸を安らかにし、気もちを落ち着かせる。

【ミルラ】
香りの特徴　涼やかで落ち着いた香り
効用　古代エジプトでミイラの殺菌に使われた。心を鎮めて浄化する。

【メリッサ】
香りの特徴　甘みのあるレモンのような香り
効用　別名レモンバーム。落ち込んだ気もちがおだやかに。アレルギー症状の緩和。

【レモングラス】
香りの特徴　レモンと草の香りを合わせたような香り
効用　鎮痛作用がある。気もちが明るく、前向きになる。

【ローズアブソリュート】
香りの特徴　深く豊かなバラの香り
効用　ショック状態のときに心のサポートに用いる。

【ローズオットー】
香りの特徴　バラの上品な香り
効用　明るく前向きな気もちになる。美肌にもよい。

厳選 ホメオパシー一覧

ホメオパシーは植物や鉱物、動物など、多種多様な原料のエネルギーからつくられます。

【アコナイト】
薬の由来 トリカブト
症状 風邪の初期症状、突発的なショック状態や不安、恐怖

【アピス】
薬の由来 ミツバチ
症状 虫さされ、ヒリヒリとした痛み、落ち着かない不安感

【アルセニクム】
薬の由来 ヒ素
症状 食中毒、下痢、嘔吐《おうと》などの消化器症状、心配や不安感

【アルニカ】
薬の由来 ウサギギク
症状 ちょっとしたケガやトラウマによるショック、手術後の回復

【イグナティア】
薬の由来 イグナシア豆
症状 深い悲しみ、だれともわかち合えないような悲嘆

【イペカク】
薬の由来 吐根
症状 長引く咳《せき》、吐き気、嘔吐、つわり

【ウルティカ】
薬の由来 ヒメイラクサ
症状 じんましん

【カモミラ】
薬の由来 カモミール
症状 むずかる子どもの諸症状、痛みを伴う怒り

【ゲルセミウム】
薬の由来 イエロージャスミン
症状 インフルエンザや風邪、緊張や恐怖による麻痺《まひ》、震え

【サルファー】
薬の由来 硫黄
症状 皮膚の不調

【セピア】
薬の由来 イカスミ
症状 生理痛、更年期障害をはじめとした女性生殖器の症状

【ナックス ボミカ】
薬の由来 マチンシ
症状 消化不良や胃のもたれ、二日酔い、吐き気

【ネイチュミュア】
薬の由来 塩化ナトリウム
症状 ヘルペス、慢性的な疲労

【ヒペリクム】
薬の由来 セイヨウオトギリソウ
症状 指先、爪など末端部のケガ、痛み、神経の損傷

【ブライオニア】
薬の由来 シロブリオニア
症状 ゆっくりと上昇していく発熱、乾いた咳や口の渇き

【プルサティラ】
薬の由来 セイヨウオキナグサ
症状 女性や子どもによく見られる、涙もろさ、粘着質

【ヘパサルファ】
薬の由来 硫化カルシウム
症状 痛みを伴う感染症、できものや膿瘍《のうよう》

【ベラドンナ】
薬の由来 セイヨウハシリドコロ
症状 突発性のひどい炎症、高熱、ズキズキする脈打つ頭痛

【ラストックス】
薬の由来 アメリカツタウルシ
症状 ねんざ、関節炎、坐骨神経痛、筋肉痛、リウマチ、寒さや湿気で悪化する症状、帯状ほうしん

【ルータ】
薬の由来 ヘンルータ
症状 足首のねんざ、筋の痛み、すねなどにできるあざ、眼精疲労

全38種

フラワーエッセンス一覧

フラワーエッセンスは38種類あります。癒やしたい自分の感情に合うレメディを選びましょう。

【アグリモニー】
和名　西洋きんみずひき
感情　自分に無理をして明るく振る舞ってしまう。

【アスペン】
和名　ポプラ
感情　漠然とした不安を抱えている。

【ビーチ】
和名　ヨーロッパブナ
感情　他人のあら探しをして批判せずにはいられない。

【セントーリー】
和名　セントーリー
感情　自分を見失って他人の言いなりになってしまう。

【セラトー】
和名　るりまつもどき
感情　自分に自信がもてず、他人に依存してしまう。

【チェリープラム】
和名　べにはすもも
感情　暴力的な感情に支配され、自分や他人を傷つけてしまう。

【チェストナット　バッド】
和名　西洋トチノキの新芽
感情　失敗から学習せず、何度も同じ間違いをおかしてしまう。

【チコリー】
和名　きくにがな
感情　自分本位な愛情を相手に押しつけたくなる。

【クレマチス】
和名　せんにん草
感情　現実を直視できず、逃避してしまいたくなる。

【クラブアップル】
和名　山リンゴ
感情　ささいなことが気になってしかたがない。

【エルム】
和名　西洋ニレ
感情　何をしようとしても気力がわかず、むなしくなる。

【ゲンチアナ】
和名　西洋りんどう
感情　うまくいっていても疑心暗鬼になってしまう。

【ゴース】
和名　はりえにしだ
感情　行動する前からうまくいかないと思い込んでしまう。

【ヘザー】
和名　夏咲きエリカ
感情　だれに対しても無神経で自己中心的な行動をとってしまう。

【ホリー】
和名　西洋ひいらぎ
感情　他人や自分に対してつねにイライラしてしまう。

【ハニーサックル】
和名　すいかずら
感情　現実を直視できず過去の思い出に逃げ込んでしまう。

【ホーンビーム】
和名　西洋しで
感情　何をしていても楽しくなく、重圧感がある。

【インパチェンス】
和名　ほうせんか
感情　他人に合わせることが面倒くさい、干渉されたくない。

【ラーチ】
和名　ヨーロッパカラマツ
感情　はじめての挑戦に自信がもてない。

【ミムラス】
和名　みぞほうずき
感情　不安が的中しそうで心配でしかたがない。

【マスタード】
和名　野生のからし菜
感情　突然憂うつになり、人生に希望がもてなくなる。

【オーク】
和名　西洋かし
感情　強迫観念に襲われ、がんばりすぎてしまう。

【オリーブ】
和名　オリーブ
感情　何をしていても疲れるだけで楽しくない。

【パイン】
和名　西洋あかまつ
感情　何ごとも自分のせいだという考えに陥る。

【レッド　チェストナット】
和名　ベニバナトチノキ
感情　大切な人に過保護になってしまう。

【ロック　ローズ】
和名　はんにち花
感情　予期せぬ出来事にパニックを起こしてしまう。

【ロック　ウォーター】
和名　岩清水
感情　こうあるべきと、自分を厳しく律してしまう。

【スクレランサス】
和名　スクレランサス
感情　優柔不断な態度をとってしまう。

【スター オブ ベツレヘム】
和名　おおあまな
感情　悲しみやつらさに耐えられない。

【スイート チェストナット】
和名　西洋くり
感情　深い絶望にとらわれる。

【バーベイン】
和名　クマツヅラ
感情　見栄をはって自分をよくみせようとしてしまう。

【バイン】
和名　ヨーロッパブドウ
感情　自分の考えを相手に強要してしまう。

【ウォールナット】
和名　ペルシャグルミ
感情　現状をよくしたくて今の状態から抜け出したい。

【ウォーター バイオレット】
和名　ウォーターバイオレット
感情　まわりから疎外感を覚えてしまう。

【ホワイト チェストナット】
和名　西洋トチノキ
感情　ネガティブな方向で悩んでしまう。

【ワイルド オート】
和名　野生のカラス麦
感情　いろいろなことを試してしまい、結局いつも達成感がない。

【ワイルド ローズ】
和名　西洋野ばら
感情　無気力や無力感に襲われてしまう。

【ウィロー】
和名　やなぎ
感情　他人に対してねたみやそねみをもってしまう。

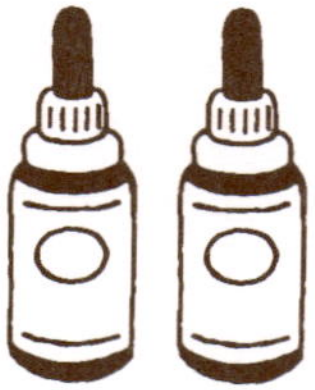

不調別 さくいん

症状や体調、目的などから引けるさくいんです。

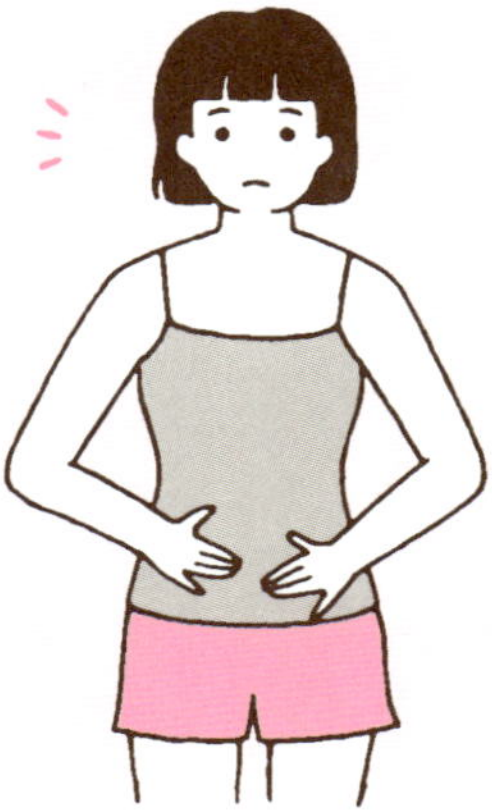

● 参考文献　※順不同

『医者と薬を遠ざける「ふくらはぎ」習慣』小池弘人／SBクリエイティブ
『決定版！　新ふくらはぎ習慣』小池弘人／扶桑社
『統合医療の考え方 活かし方』小池弘人／中央アート出版社
『武術と医術　人を活かすメソッド』甲野善紀・小池弘人／集英社
『未病ヨーガ』成瀬雅春・小池弘人／中央アート出版社
『図解 中高年のための生活習慣病を予防する 検査数値の見方がわかる本』阿久澤まさ子・小池弘人監修／日東書院本社
『小関式　心とカラダのバランス・メソッド』小関勲／学研
『ヒモトレ』小関勲／日貿出版社
『ヘルスケアのための自然療法ハンドブック』READER'S DIGEST編・川口健夫翻訳／フレグランスジャーナル社
『日本一わかりやすいがんの教科書』水上治／PHP研究所
『がんを再発させない生活術』鹿島田忠史／主婦の友社
『行動分析学入門　ヒトの行動の思いがけない理由』杉山尚子／集英社
『うまくやるための強化の原理』カレン・プライア著・河嶋孝・杉山尚子翻訳／二瓶社
『希望の思想 プラグマティズム入門』大賀祐樹／筑摩書房
『日本の長寿村・短命村』近藤正二／サンロード
『健康でいたければ「それ」は食べるな』大西睦子／朝日新聞出版
『人は愛することで健康になれる』高橋徳著・市谷敏翻訳／知道出版
『針灸学　経穴篇』東洋学術出版社
『経穴の臨床実践　40穴の徹底活用術』呉澤森・孫迎／東京学術出版社
『ツボ単』形井秀一・髙橋研一監修　坂元大海・原島広至著／エヌ・ティー・エス
『食品別糖質量ハンドブック』江部康二監修／洋泉社
『食事でかかる新型栄養失調』小若順一・国光美佳・食品と暮らしの安全基金／三五館
『栄養学の基本がまるごとわかる事典』足立香代子監修／西東社
『知識ゼロからのマインドフルネス』長谷川洋介・貝谷明日香／幻冬舎
『ココロとカラダが気持ちよくなる100+1』キャシー・ホプキンス著／松井みどり翻訳／ベースボール・マガジン社
『美人をつくる「女性ホルモン」アップ69の秘訣』松村圭子／主婦の友社
『たまった「女子疲れ」を今すぐスッキリさせる本』松村圭子／永岡書店
『女性ホルモンがつくる、キレイの秘密』松村圭子／永岡書店
『野菜の食べ方・選び方』佐藤務監修／彩流社
『女40歳からの「不調」を感じたら読む本』木村容子／静山社
『臨床家のためのホメオパシー・マテリアメディカ』森井啓二／エンタプライズ
『臨床家のためのホメオパシーノート』森井啓二／Nanaブックス
『ホメオパシー in japan』由井寅子／BABジャパン出版局
『お灸のすすめ』お灸普及の会／池田書店
『マイナス感情をプラス感情に変える　バッチ・フラワー・レメディの実践法』浅見政資／東洋経済新報社
『あたらしいアロマテラピー事典』木田順子／高橋書店
『アロマテラピー検定1級・2級テキスト&問題集』木田順子／高橋書店
『「体の冷え」をとって病気を治す！』班目健夫／大和書房
『これが本当の「冷えとり」の手引書』進藤義晴・進藤幸恵／PHP研究所
『東洋医学の基本講座』佐藤弘・吉川信監修／成美堂出版
『ミネラルウォーターの処方箋』藤田紘一郎監修／日東書院
『サプリメント事典』蒲原聖可／平凡社
『体温を上げると健康になる』齋藤真嗣／サンマーク出版
『ウルトラしょうが美味レシピ』幸井俊高監修／河出書房新社
『あなたの人生を変える睡眠の法則』菅原洋平／自由国民社
『音響免疫療法』西堀貞夫／幻冬舎
『自然欠乏症候群』山本竜隆／ワニブックス
など

オトナ女子の不調をなくす カラダにいいこと大全

2015年11月 1 日 初版発行
2024年12月10日 第34刷発行
（累計21万8千部 ※電子書籍を含む）

監修者　小池弘人

イラスト　羅久井ハナ
デザイン　髙橋朱里、菅谷真理子（マルサンカク）
編集協力　円谷直子
営業　津川美羽（サンクチュアリ出版）
編集　宮﨑桃子（サンクチュアリ出版）

発行者　鶴巻謙介
発行・発売　サンクチュアリ出版

〒113-0023
東京都文京区向丘2-14-9
TEL　03-5834-2507　　FAX　03-5834-2508
URL　https://www.sanctuarybooks.jp/
E-mail　info@sanctuarybooks.jp

印刷　株式会社シナノパブリッシングプレス

● 監修者
小池弘人（こいけ・ひろと）

東京生まれ。1995年群馬大学医学部医学科卒業。博士（医学）。群馬大学医学部非常勤講師、日本統合医療学会指導医、日本内科学会認定医、日本臨床検査医学会臨床検査専門医など。2003年、統合医療の世界的指導者アンドリュー・ワイル博士率いる、米国アリゾナ大学統合医療プログラムのアソシエイトフェローとして選出、統合医療の実践を研鑽。2007年より小池統合医療クリニックを開設し現在に至る。漢方、鍼灸といった東洋医学などを通じて、現代医療における代替医療の可能性を探求している。とくに、監修として関わった『ふくらはぎをもむと超健康になる』（マキノ出版）がベストセラーとなり、「ふくらはぎ習慣」の火付け役となった。著書に『決定版！新ふくらはぎ習慣』（扶桑社）、『ふくらはぎ「もみ押し」健康法』（静山社）、甲野善紀氏との共著『武術と医術』（集英社）などがある。

● ツボ監修
米谷友佑（こめたに・ゆうすけ）

京都医健専門学校鍼灸科卒業。鍼灸師。元WHO上海国際鍼灸養成センター講師、指導教官の呉澤森先生に師事。中国伝統医学の理論に基づき、婦人科、整形外科、呼吸器科、皮膚科などさまざまな疾患に対する鍼灸治療を行う。現在はなかよし鍼灸接骨院にて院長を務め、小池弘人医師とともに診療にあたっている。